面向城市疾病制图分析的地址匹配研究

胡　涛◎著

吉林大学出版社

图书在版编目(CIP)数据

面向城市疾病制图分析的地址匹配研究/胡涛著.--
长春:吉林大学出版社,2019.6
ISBN 978-7-5692-4895-1

Ⅰ.①面… Ⅱ.①胡… Ⅲ.①城市-疾病-地区分布
-研究-深圳 Ⅳ.①R188.2

中国版本图书馆 CIP 数据核字(2019)第 108192 号

书　　名	面向城市疾病制图分析的地址匹配研究	
	MIANXIANG CHENGSHI JIBING ZHITU FENXI DE DIZHI PIPEI YANJIU	
作　　者	胡　涛　著	
策划编辑	孟亚黎	
责任编辑	曲　楠	
责任校对	刘守秀	
装帧设计	马静静	
出版发行	吉林大学出版社	
社　　址	长春市人民大街 4059 号	
邮政编码	130021	
发行电话	0431-89580028/29/21	
网　　址	http://www.jlup.com.cn	
电子邮箱	jdcbs@jlu.edu.cn	
印　　刷	三河市铭浩彩色印装有限公司	
开　　本	787×1092　1/16	
印　　张	12.5	
字　　数	224 千字	
版　　次	2019 年 9 月　第 1 版	
印　　次	2019 年 9 月　第 1 次	
书　　号	ISBN 978-7-5692-4895-1	
定　　价	60.00 元	

前　言

近年来,计算机、地理信息系统(GIS)、空间分析等技术不断发展,为深入分析公共卫生部门多年累计的大量疾病数据和探索疾病的时空规律提供了很好的基础性平台,GIS具有强大的空间数据处理、信息可视化表达、地统计和制图空间分析功能,为城市疾病的研究提供了一种新的视野和角度。

本书首先梳理了国内外地址编码研究现状,论述了疾病制图和空间分析的基本理论和研究成果,分析了国内外地址模型的优缺点,依据我国地址编码规范提出一种基于关联规则的自适应地址模型,对深圳市的地址数据进行地址要素分析,结合特征尾词词库探索地址要素之间的组合模式,利用地址要素的关联频率计算支持度和置信度,提取满足条件的地址要素组合构成深圳市基于关联规则的自适应地址模型;其次详细介绍了地址匹配的原理,并按照基于关联规则的自适应地址模型设计了地址数据库,对不同地址类型的地址数据确定其入库流程,并对地址数据质量进行检查;随后,在地址匹配过程中提出一种基于地址要素逆向对齐的莱文斯坦算法,该方法优化了莱文斯坦地址匹配算法,加快了地址匹配速度,通过关键地址要素补齐行政区划地址部分提升了地址匹配准确率,并利用深圳市肝病数据进行地址匹配的实验分析,取得了良好的效果,地址匹配技术为城市疾病数据空间化提供了很好的实现思路和方法;最后利用地址匹配技术对深圳肝病数据进行空间化,对带有空间坐标信息的疾病数据进行制图和空间分析研究,利用多尺度疾病制图分析深圳市肝病住院数据的时空分布规律,并利用时空扫描统计量法来研究时空聚集性,探索疾病的聚集空间和聚集时间点,利用相对风险程度分析不同区域的风险,为政府卫生部门的决策和社会公众的行为起到指导作用,为疾病的防控提供技术储备。

本研究以深圳市为研究区域,以2010—2012年肝病住院注册数据为研究对象,以地址匹配和空间分析为研究工具,从城市疾病数据的落地、疾病制图空间分析入手来探索疾病的时空分布和流行趋势,为社会公众预防疾病、医疗机构合理分配医疗资源和卫生管理部门制定决策提供科学依据。其主要研究内容有以下几点:

(1)介绍城市疾病数据地址匹配和疾病制图空间分析的主要理论和常用

方法,包括疾病制图研究的定义、疾病数据的空间效应和疾病制图的三间分布,对于空间分析,详细介绍了空间分析方法如空间统计分析、探索性空间数据分析、时空聚集分析、相对风险分析、重心迁移、多尺度聚集特征分析等研究,还阐述了空间数据分析方法在城市疾病制图分析中的应用优势,最后介绍了常见的空间统计分析软件。

(2)通过详细介绍国内外地址模型研究现状,以地址要素为基础,统计地址要素中特征尾词出现频率和组合关系,通过计算地址要素组合的支持度和置信度来探索地址要素之间的关联规则和组合模型,提出了一种基于关联规则的自适应地址模型的构建方法,为地址信息共享的扩展应用和地址匹配服务提供合适的地址模型。

(3)本书地址匹配采用基于地址要素逆向对齐的莱文斯坦算法,为深圳市疾病数据提供地址匹配服务。利用2010—2012年的深圳市肝病住院数据进行地址匹配,基本匹配的肝病住院注册数据匹配率高达95%,采用该算法提高了地址匹配的速度,地址匹配的精度高,效果好。

(4)利用匹配后的城市疾病数据进行疾病制图空间分析研究。利用空间统计分析方法描述深圳市肝病数据的"三间"分布并进行可视化表达,通过时空扫描统计量法来研究深圳市肝病的聚集性,并从宏观、中观和微观分析中发现深圳市肝病的时空分布模式和规律,分析深圳市肝病的相对风险程度和重心迁移,为肝病的及早预防提供科学依据。分析了空间统计在疾病制图空间分析中的优势,并且通过多尺度聚集特征分析进一步阐述了疾病制图的尺度效应和空间异质性,时空聚集性检验和相对风险评估为疾病的病因探索提供了数据基础,为疾病的尽早预防和控制提供参考。

本书的主要工作和创新点如下:

(1)提出一种基于关联规则的自适应地址模型。通过分析深圳市地址数据中的地址要素,抽取地址要素中的特征尾词并对其进行统计分类分析,利用特征尾词之间的组合关系计算不同地址要素组合的支持度和置信度确定地址要素类型的关联性,提取高频地址要素组作为具有城市地址的自适应地址模型,能够很好地为地址标准数据库和地址匹配服务提供基础。

(2)提出一种基于地址要素逆向对齐的莱文斯坦距离和相似度计算的地址匹配算法。该算法考虑了地址模型中行政区划的省略和不规范不影响地址表达,但是会降低地址相似度的比较,利用该方法加快了城市疾病地址数据的落地速度,提高了疾病数据匹配的准确率和效率,匹配率高达95%,匹配速度提升了20%,避免了传统的疾病数据制图空间分析中人工标点的烦琐低效的缺点,并为疾病制图研究和多尺度细粒度聚集特征分析提供了空间数据基础。

（3）本书系统研究并实践了一种基于地址匹配的城市疾病制图空间分析方法。从宏观、中观和微观多尺度分析城市疾病聚集特征，结合城市疾病空间相关性分析、时空聚集性分析、相对风险程度分析和疾病重心迁移研究肝病的聚集区域和动态变化趋势。研究发现，深圳市肝病具有明显的尺度效应和时空聚集性，深圳市肝病的聚集性会随着研究尺度的变化而变化，肝病数据的相关性研究表明了不仅肝病存在空间相关性，而且急性肝炎、慢性肝炎和肝癌之间存在相关性，三种肝病的聚集性和重心迁移有从西南向东北转移的趋势，该研究为肝病的及早预防、病因探索和政府卫生部门的决策提供了数据和技术支持。

本书最后，根据研究过程中所遇到的问题，对整个研究工作和框架进行总结并提出了今后努力的方向和研究的重点和难点。

由于时间有限，书中错误之处在所难免，望同行批评指正。

胡涛

2019 年 3 月

目　　录

第 1 章　绪　论 ………………………………………………… 1
  1.1　研究背景 ………………………………………………… 1
  1.2　研究目的和意义 ………………………………………… 3
  1.3　国内外研究进展 ………………………………………… 4
  1.4　研究内容 ………………………………………………… 18
  1.5　本书组织结构 …………………………………………… 19
第 2 章　城市疾病制图和空间分析理论方法研究 …………… 23
  2.1　城市流行病学概述 ……………………………………… 23
  2.2　疾病制图研究 …………………………………………… 26
  2.3　空间分析 ………………………………………………… 42
  2.4　空间数据分析方法在城市疾病研究中的应用 ………… 56
  2.5　常用空间分析软件 ……………………………………… 59
第 3 章　基于关联规则的自适应地址模型构建 ……………… 61
  3.1　国内外地址模型和规范 ………………………………… 61
  3.2　中文地址特点 …………………………………………… 67
  3.3　地址特征尾词词库构建 ………………………………… 72
  3.4　基于关联规则的自适应地址模型 ……………………… 75
  3.5　实验结果分析 …………………………………………… 78
  3.6　本章小结 ………………………………………………… 82
第 4 章　地址匹配原理与数据库设计研究 …………………… 84
  4.1　城市地址分析及匹配原理 ……………………………… 84
  4.2　地址编码数据库设计 …………………………………… 90
  4.3　地址数据入库流程 ……………………………………… 105
  4.4　本章小结 ………………………………………………… 111
第 5 章　基于地址要素逆向对齐的莱文斯坦地址匹配研究 … 113
  5.1　地址匹配流程 …………………………………………… 113
  5.2　基于地址要素逆向对齐的莱文斯坦匹配算法 ………… 124
  5.3　地址匹配引擎 …………………………………………… 134

5.4 本章小结 ……………………………………………… 141

第6章 基于地址匹配的深圳市肝病制图空间分析 ……… 142

6.1 研究材料和方法 ………………………………… 142

6.2 研究结果分析 …………………………………… 150

6.3 研究讨论 ………………………………………… 164

6.4 本章小结 ………………………………………… 168

第7章 结论和展望 ……………………………………… 171

7.1 研究总结 ………………………………………… 172

7.2 主要贡献和创新点 ……………………………… 174

7.3 研究展望 ………………………………………… 175

参考文献 ………………………………………………… 177

第1章 绪 论

1.1 研究背景

随着"互联网+"、人工智能和大数据时代的到来,数据收集的方式方法愈发多样化,收集效率也变得越来越高,例如通过特定的传感器可以 24 小时不断收集各种类型各种格式的数据,微博和微信用户时时刻刻都在通过发朋友圈和状态生产数据,包括文本数据、图片数据、地理标记数据和视频数据,手机 App 用户也经常上传数据,包括个人的基本信息、图像、业务数据等,我们存储的数据越来越多,且需要转化成信息和知识的要求也日益明显。而在城市标记中,地名以及地址数据是非常常见的,城市的描述离不开地址信息,如道路门牌号码、社区楼栋号码、兴趣点等。地址是用来表达地理空间位置信息的一种重要方式,基于位置的服务(LBS)已悄然地改变了人们现有生活与工作方式,如高德地图、滴滴打车和美团外卖等 App 都在利用 LBS 服务,其他行业也开始引入 LBS,如卫生部门开始利用收集到的疾病数据和地址数据进行疾病的空间分布情况,探索疾病分布规律并对疾病进行预测,为政府和社会公众提供服务支撑和决策支持。

在实际行业应用中,如卫生、工商、公安、税收等部门需要把地理数据与行业的基础数据进行匹配和融合,缺乏地理数据的行业数据只能进行简单的统计分析,没有融合地理空间数据的行业数据只能进行简单的属性分析、预测分析,缺乏在时空多尺度进行聚类分析和地图可视化的效果和深度。把行业的基础数据与对应的地理数据进行关联的唯一标识就是地址数据,因此,如何把地址信息和行业数据中的地理位置信息进行高效准确的连接是重要的研究内容,也就是通过地址匹配技术把行业数据进行地理空间化的操作是该研究的关键所在,这也是 GIS 技术深入应用到其他行业的基础。实验证明,地理匹配技术在空间定位和空间分析中有很好的应用前景,如地图定位、物流配送、商业应用、业务智能管理、资源环境管理、城市规划建设等多个领域都可以利用地址匹配来对行业位置数据精确定位,并且可以在地图上显示出来。例如,深圳市公安部门的报警系统也可以利用地址匹配技术通过电线杆上的编号快速定位并找到救援的最佳路径。地址匹配建立了地址信息和描述地理空间位置数据之间的桥梁,把描述性的地址信息转化为地图空间坐标信息,使得 GIS 技术能够更好地为其他管理系统服务,也为其他各个行业提供了更为方便、更为快捷的地理服务。

古今中外对于城市疾病研究的人员很多。1854 年的伦敦霍乱是最为经典的城市疾病研究案例。2003 年我国突然暴发的非典(SARS)以及最近几年流行起来的高致病性禽流感和肆虐非洲大地的埃博拉出血热,已经对社会产生了重要影响,流行病的爆发引起了人们对城市疾病的再一次心理恐慌,对于突发性传染性流行病感到束手无策且非常恐惧。随着研究的不断增加和深入,社会公众对于城市流行病的传播模式和预防措施都有了一定的了解,学者和专家们对于疾病数据的空间化和疾病聚集特征分析的研究具有指导性。有很多学科的学者都展开了对地址匹配和空间流行病学的研究,不仅仅包括空间流行病学家,公共卫生学者、地理信息学者、统计学者、数学学者等也对此类研究很有兴趣。

空间流行病学是描述和分析疾病在空间上的变化与人口因素、环境因素、行为特征、社会经济状况、遗传基因、地理要素等因素之间关系的一门交叉型学科(Lawson,2001)。空间流行病学属于地理空间信息技术和流行病学交叉的研究领域,其研究的数据资料中包含了大量的病例数据、空间位置数据、地理要素数据,流行病数据空间化也随着地址匹配技术的完善变得非常可靠,也是信息化和大数据时代空间流行病学研究的重要内容之一。空间流行病学的研究内容主要集中在小区域城市疾病的空间分析、流行病数据的落地、疾病制图与疾病聚集分析(Hu 等,2014,Randolph and Rogers,2006)、疾病与地理因素的相关性研究(Jacquez,2010)、疾病时空聚集特征分析(Rosychuk,2006)和疾病预测研究(Wang,Yu,1988,Lawson,2001,Lawson,2012)等方向。其中疾病描述性分析主要是通过统计描述并分析小区域疾病的时空分布规律,包括疾病的三间分布(疾病在人群间、空间、时间上的分布)。疾病制图分析是利用地理信息技术对城市疾病的一些具体指标如致病率、标准化死亡率、疾病生发比、标准化发病率等进行地图可视化展示和发布,且对疾病的分布规律进行空间制图可视化展示与空间分析,让社会公众能更加方便地掌握疾病的时空分布趋势。随着互联网和大数据时代的到来,人们从追求因果关系转向更加关注相关关系的研究和应用(Schönberger,2012),例如,啤酒和尿不湿的故事,二者之间并没有特殊的关联因素,但是通过超市购物清单分析得到二者的相关性要远远高于其他物品的关联,也为超市货物的摆放和促销手段提供了新的方向和思路。疾病的地理相关性研究就是分析疾病的发生与其地理影响因子之间的关联性,通过地理因素的高度相关性分析疾病流行规律。疾病的聚集研究是利用时空聚集分析方法研究疾病的聚集时间段以及聚集区域。疾病的预测是利用数学模型对疾病的历史数据进行模拟、反演和推测,并预测未来疾病的发生可能性,为疾病的提早预防和控制提供科学依据。

1.2　研究目的和意义

城市疾病研究是从城市空间角度来探索城市流行病的发病时空特征和流行规律,包括人群中男女性别差异、年龄差异特征、职业特点等,并且加入了地理因素方面的考虑,GIS 技术为流行病学的研究提供了一个崭新的角度,GIS 技术在空间数据统计、可视化表达、空间分析等方面具有独特优势,如何从地理学角度进行流行病学分析是研究城市流行病学的关键。

随着地理信息系统的快速发展和广泛应用,城市信息化建设中不同职能部门和机构亟须空间数据与非空间数据的融合和共享。现有数据中80% 的数据具有地理空间属性,大量的职能部门的信息都与地理空间位置相关,如果不进行有效融合就没有空间坐标,就难以进行空间可视化分析和表达,而建立地理空间信息和非空间信息之间的关键技术就是地址匹配技术,具有高匹配率和高精度的快速批量特性地址匹配技术很容易把大数据时代的大量社会经济统计数据如人口、医疗、公安部门的地址描述性数据转换成具有地理坐标的空间信息。通过地址匹配技术,把卫生、工商、规划等各个政府机构和部门的统计资料与地址数据库中的地址信息进行匹配,实现非空间数据和空间数据的有效对接,为非空间数据的空间统计、空间分析、地图制图以及可视化表达提供数据支撑,为政府部门提供准确、权威的行业信息,从而更好地为政府部门的管理、决策和应用提供技术支持和数据基础。

通常情况下,不同行业的数据往往分散在不同的部门,很难被综合到一起进行有效管理和共享,一方面是技术的原因,另一方面是因为很多行业数据(如疾病数据)具有一定的保密性。所以通过地址匹配技术对非空间数据进行空间化过程中,需考虑特定行业数据的特征,实现社会经济数据和地理空间数据的有效匹配和无缝对接。

我国具有幅员辽阔、地大物博、人口众多的特点,面对城市疾病的突然爆发,如果缺少及时预报或者处理不恰当,没有及时把传染病患者进行隔离和控制,就很容易造成大面积的人群感染,不但会夺取成千上万人的生命,还会引起人群的恐慌混乱,最终会造成惨重损失。在世界范围内,我国属于肝炎的高发区,而且肝病是危害最为严重的城市疾病之一,2006 年国务院和当时的卫生部已经将病毒性肝炎作为重点控制的传染病,本研究以深圳市肝病患者作为研究对象。病毒性肝炎不仅给患者、患者家庭以及社会带来很大的经济负担,也严重影响到社会的稳定性,会引发一系列社会问题,如果控制不好,城市疾病的爆发很有可能成为影响社会稳定的因素之一,也是中国现阶段非常突出的城市疾病问题之一。研究城市疾病制图和空间分析具有重要的研究意义和应用价值,不仅能够拓展地址匹配技术在行业中的应用,还可以为城市流行病学的研究提供新的思路和途径,为公共卫生政府部门提供决策依据,为社会公众提供城市疾病的地图分布趋势,为疾病病因学的研究提供假设。

1.3 国内外研究进展

在城市疾病研究中,空间信息技术如地理信息系统、遥感技术、全球定位系统技术、计算机科学技术和数理统计技术等发挥了无法替代的作用。例如,地理信息系统在空间分析和可视化方面能力强大,在疾病制图分析以及空间的相关性分析方面具有优势;遥感技术能够快速获得大面积的大气、水文、植被等丰富地理环境因子信息,为分析疾病与地理环境因子的关系提供了基础数据;全球定位系统在空间定位方面能够提供支持,从而获取城市疾病患者的准确空间信息,针对历年的疾病病例数据,可通过地址匹配技术实现病例数据空间化。现阶段,大部分医院或者医学信息中心统计的疾病病例数据都只有地址的描述性属性信息,缺少空间位置信息,城市疾病数据的空间化使得非空间化的病例数据能够快速高效地"落地",也为后面的疾病的空间统计、疾病制图分析、空间分析、空间相关性分析、可视化表达、疾病预测提供了坚实可靠的数据基础。

国内外很多学者对城市疾病做了大量的研究,随着现代计算机技术、地理信息系统、遥感、数理统计等技术的快速发展,加之社会公众、政府和媒体对流行性疾病的重点关注,在很大程度上推动着城市疾病研究的向前发展和广泛应用。同时空间流行病学也吸引了流行病学、公共卫生、地理信息系统、统计学专业学者的注意。不同专业背景的学者从不同的角度和视野去理解、认识、分析空间流行病学。空间流行病学是利用空间信息技术来描述和分析疾病在人群中的时空分布模式和发展规律,探索影响疾病的地理空间危险因素,并且为空间疾病的预测提供模型支持,为政府部门和社会公众的疾病防控、医疗资源的合理分配和卫生服务提供有效保障和依据(周晓农等,2008)。

1.3.1 地址匹配研究现状

地址匹配技术是为特定的地理位置或者地理实体提供特定的标识码和空间坐标信息,从而实现非空间数据精准定位的要求和目的(张鹤等,2008)。地址匹配,有人也称其为地理编码。国内外很多学者对地理编码理论和应用展开了深入研究。地址匹配起源于英国学者 Snow 对霍乱的研究,当时由于技术的限制,主要靠人工把霍乱患者的描述性地址信息一个个标点到纸质地图上,该方法效率低下,花费大量人力、物力、财力,幸好当时标注的疾病点数少,较为容易完成。如果标点个数过多的话,不仅难以完成,还非常容易标错,而且人工标点的准确性和速度受制于标点者的能力或经验。描述性的疾病数据在空间统计和空间可视化分析中存在地址数据结构不一致,缺乏空间坐标信息等缺点,因而需要对城市疾病数据进行“落地”,赋予疾病数据坐标位置信息,使其满足对疾病进行空间统计制图分析的需要。经过多年的发展,国内外学者提出了很多疾病数据空间化的模型,例如空间插值方法、多源数据融合方法、基于遥感和 GIS 的空间化方法,但这些模型和方法都存在匹配不精确、误差太大等缺点,现在较为常用的方法是地址匹配,即通过比较描述性地址数据和标准地址库中的相似度。随着流行病数据量的增加和地址匹配技术的不断进步,空间疾病数据的空间化方法也由早期的人工标点方法转为地址的批量智能匹配。

国内外学者对于地理编码理论研究取得了以下成果:Goldberg(Daniel W. Goldberg,2007)从跨学科的视野回溯了地址匹配的相关文献,探讨了地址匹配的基本概念以及地理编码过程的主要组成部分,阐述了在地理编码过程中常见的数据源错误和不确定性问题,并讨论了利用现有方法对其进行改进,最后介绍了地址匹配技术中常见的陷阱和需要持续完善的难题,并提出了攻克难题的传统方法。地址匹配技术是城市地址研究和应用领域中的基本组成部分,其应用领域包括城市疾病、城市规划、公共健康(Rushton 等,2006,Krieger 等,2003)、犯罪分析、政治科学、计算机科学(叶海波,2009,Armstrong,2000)。地址匹配技术已经从昂贵变得便宜,甚至免费,早在 20 世纪 80 年代中期,匹配 1000 条地址需要花费 4.5 美元(Krieger,1992),而在 2003 年只需花费 1 美元(McElroy,2003),如今 Yahoo、Google、百度等高科技公司都提供了免费的在线地址匹配服务,无论是匹配精度还是地址匹配速度都比以前有了较大的提升。随着过去地理数据库的不断增加,地理参考数据库的可用性和准确性也在不断提高,而用户要求的不断提升,也使地址匹配技术的发展突飞猛进,地址匹配的变化在数据的输入、输出、地理编码内部的各个处理过程中清晰可见。进行地址匹配的输入数据从简单的邮政编码地址到较为复杂的描述带有相对位置的地址数据(O'Reagan, 1987, Levine, Kim., 1998, Hutchinson, Veenendall., 2005, Davis Jr., Fonseca, 2003),地址匹配的输出数据从简单的名义上的地理编码到真三维地理空间实体(Tobler, 1972, Werner, 1974, Dueker, 1974, O'Reagan, 1987),同样的,地理编码内部处理过程从简单的文字匹配到采用多源异质数据进行复杂的内插算法计算其地址编码(O'Reagan, 1987, Bakshi 等, 2004, Hutchinson, Veenendall., 2005)。尽管地址匹配的速度、可用性、可靠性和准确性得到显著的提高,潜在用户也必须意识到并能够应对在地理编码的发展过程中带来的一系列问题,包括插值算法中做出的假设(Dearwent, J, 2001)、参考数据集的准确性、地址匹配算法中的不确定性(O'Reagan, 1987)、面积单位地理编码的选取等。从文字上来看,地理编码(geocoding)可以理解为分配一个地理编码。这种定义源于两个词根:geo,源于拉丁语,是地球的意思;coding,编码,定义为应用规则对信息进行转换。从文字上的定义可以看到地理编码系统并没有对地理输入进行任何暗示或者限制。

在应用方面,美国是地址匹配应用最早的国家。早在 20 世纪 60 年代,为了进行全国人口普查,美国人口统计局建立了一套双重独立地图编码系统(DIME),主要用来进行国家级别的人口普查分析和地图制图,它以城市街道为编码的基本要素,采用拓扑编码方式把几何度量信息以及地理拓扑信息结合起来,对各个线段用其两端的节点以及相邻面域给予定义。双重独立地图编码系统的发展在地理信息系统领域的发展史上具有非常重要的意义,这种拓扑结构也使得地理信息系统在复杂的空间分析和空间可视化方面优于其他信息系统。1990 年,美国在做国情普查时,国情普查局把 20 世纪 60 年代提出的双重独立地图编码系统进一步发展为拓扑集成的地理编码和参照系统(TIGER)。该系统所采用的地理数据库是 1990 年人口普查用的全国范围的所有地图数据库,不同的地理区域采用不同的数字作为地理编码,用数字来代替区域的文字名称,计算机处理数字更为高效。该系统还能利用地理信息技术统计分析不同区域的人口分类信息,把人口普查得到的数据与其所在的地理位置关联起来,分析不同地区的人口分布情况。只需付少量的费用,就能得到所需要的人口分布数据资源。但系统存在以下缺陷,如不能实时、批量地更新地理空间信息,而且在数据管理、业务协调和输出成果的精度方面需要进一步提升和改进。

加拿大、德国和以色列等国家很早就对地理编码做了大量的研究工作,并且在很多领域有了实际应用。例如加拿大完成了整个国家的地理编码数据库建设,这是一项巨大的工程,地理数据库在规划、测绘、公安、行政等多个部门具有重要作用,而且是任何一个部门无法独立完成的工作。地理数据库的完成对事业单位的工作起到了积极的推动作用,地理数据库的标准化建设提高了地址匹配的效率,如有学者利用警察提供的犯罪数据进行地址匹配分析,并从地理空间角度分析犯罪分子的分布情况,利用数据进行可视化展示和空间分布制图,原本难以看清楚的数据借助于地图便可以清晰地展示出犯罪集中地和犯罪者家庭住址分布情况,公安局可以按需高效地分配警力执法,还可以加大宣传力度,在犯罪者居住点对潜在的犯罪者提前进行提醒和警告(肖振强,2011)。加拿大多伦多的 DMTI Spatial 公司是加拿大地图数据行业的产业领导者,开展了多个地理编码项目提供地理编码服务,该公司每年仅仅靠地理数据就能获益不少。

英国国家地址匹配数据库采用的是国家土地以及财产数据(NLPG)的数据库,为研究者以及研究单位提供了地址匹配的基础地理数据库。在英国,不仅仅政府部门有地理编码标准数据库,还有一部分公司通过技术手段自己收集相关的数据建立自己的地理编码数据库。英国的地理编码和邮编有关,全国超过 200 万个地理编码,平均 15 栋建筑物共享一个地理编码,全国的建筑物地址数据通过数学模型计算后分配到邮编编码上(叶海波,2009)。

为了提供地址匹配服务,澳大利亚发布了《农村和城市街道地理信息编码标准》、澳大利亚《国家地址地理编码文件》等一系列国家级标准规范性文件,还定义了地址结构中不同级别的地址要素之间的关系,并对其地址匹配和地理编码在城市以及农村地区的应用进行了详细阐述。南非在国家城市化发展过程中也开展了与地址编码有关的地址标准项目,建立了国家地址数据库,并且出台了一系列的决策和草案(宋启凡等,2009)。

相对于发达国家,中国地理编码研究起步较晚,但是发展非常迅速,在20 世纪 80 年代,国内一部分城市的规划、测绘、国土等地址管理部门才开始城市地理编码研究工作。到目前为止,国内已经有北上广深及武汉、大连等多个城市开展了地理编码研究,每个城市也相对应地开展了相关的地址匹配和地理编码数据库建设,并且地址数据库结合具体的行业开展了一系列应用,如公安部门的人口户籍管理、城市国土规划部门的网格管理与更新、工商等行业服务地址规范化管理、卫生部门的疾病数据库中地址标准化管理等,但是地址数据库的应用都是局限于本城市,缺少一个全国范围的标准化地理编码。在定位精度方面每个城市差异明显,如香港的地址匹配定位精度达到道路门牌和建筑物楼栋号码,而内地城市地址定位精度受标准化地址数据库影响可以定位到具体的道路,另外有一部分能够定位到道路门牌号码。北京市对地理编码的研究开展最早,在1988年北京市国土部门就对城市的地址进行编码设计,并且建立了城市地理编码数据库管理系统。上海市构建了以城市街道为基础的地理要素进行编码建库,并且建议把地址匹配的地理要素和其位置关联起来,在一定程度上也提升了上海地理信息的共享和交换能力。大连市地理编码系统建设起步很早,地址数据库是由市到区逐步完善的,并且在与公安户籍管理系统平台联合应用中取得了较好的效果。虽然中国地理编码的研究有了相当一段时期,但是目前的研究局限于城市的地理编码研究,缺少对农村地区的地址匹配进行研究,城市地址匹配的精度也各不相同,因为不同城市建立的标准地址数据库不一样,数据越全面,地址匹配准确率越高,数据量越小,准确率越低,其中数据准确率和数据量需要投入大量的人力、物力、财力,城市在地址数据的收集、整理、预处理、分析等方面投入不同,有的城市基本实现了城市化。深圳市已经开始实现城市精细化管理,采取先进的管理经验提升城市管理水平,进一步提升城市的综合管理能力。有的发达城市可以精确到道路门牌,而有些只能定位到社区甚至街道级别。

国内学者对地址匹配的研究取得了丰硕的成果。吴海涛提出一种基于规则和统计的K叉树地址的模糊匹配模型,能有效提高中文地址匹配的精度和效率(吴海涛等,2011)。柳贺提出一种基于线性四叉树的中文地址匹配算法,利用线性四叉树进行匹配效果优于传统的统计分词(柳贺,2012),李雅慧提出一种基于高频词的匹配算法可以用于地址匹配,高频词匹配算法的关键在于如何设定高频词的阈值,如果阈值设置得不合理,很难提取合适的高频词,后期需要人工干预统计分词(李雅慧等,2009)。程琦提出了一种基于复合字典的匹配算法,并在系统中应用,取得了不错的匹配效果(程琦等,2018)。李晓林提出一种基于C-F模型的地址辨识方法,该方法地址匹配率较传统的最大地址匹配算法有很大的提升(李晓林,2011)。田沁等从地址匹配准确率、匹配精度和地址语义的相似性等指标对国内主流的在线地址匹配服务进行评价,建立了一套基于Lucene的地址匹配架构体系,并在深圳地址编码中取得了良好的效果(田沁等,2016)。亢孟军提出了一种基于地址树模型的地址提取算法,以空间拓扑关系作为约束条件,剔除非标准和错误的地址元素,可以提高地址匹配效率(亢孟军等,2015)。胡涛利用地址匹配算法对深圳市医学信息中心的肝病数据进行空间化,并利用空间化的疾病数据进行疾病制图和空间分析,取得了良好的制图效果(胡涛,2014)。王振声利用疾病数据分析了一种基于小区域空间模型制图的优缺点(王振声,2014)。张志军对城市地址模型的关键问题开展研究,提供了一种基于地址相关定义、地址和地理要素关系出发的研究思路,并对地理要素描述包含地理要素的本质、地名以及位置,其中地名包括地理要素的标准名称、历史名称、简称等,位置又由坐标和地址两者进行描述(张志军等,2018),城市的地址要素模型如图 1-1 所示。

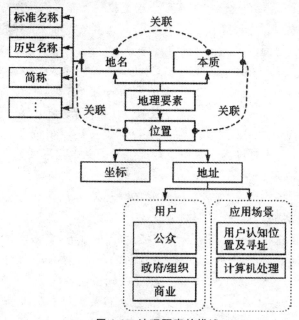

图 1-1　地理要素的描述

亢孟军对地理要素和地址关系进行描述,其中地理要素包括地理要素 ID 和地址 ID,而地理要素中包含地理名称和几何实体,地址中包含地址名称和几何实体,两者通过几何实体连接在一起(亢孟军等,2015)。地理要素和地址之间的关系如图 1-2 所示。

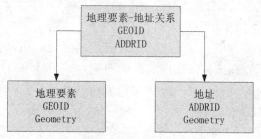

图 1-2　地理要素和地址之间的关系

1.3.2　城市疾病制图研究现状

人的生存离不开自然环境和地理环境条件,反过来说,自然环境和地理环境也对人类的生存和健康产生重要影响。古代就有学者从地理学的角度来研究疾病的先例,两千多年前,古代希腊的著名医师希波克拉底在其著作《流行病》和《空气、水和地区》中就曾具体分析过流行病爆发区域内的地理因素,如气候、天气、气温、水质以及人们的饮食习惯对人体健康的影响,并从地理危险因素探索流行病可能存在的致病病因。古代研究流行病时考虑季节的周期性变化,一年四季的天气、温度、雨水情况各异,该研究为后来的空间流行病学研究提供了参考,在一定程度上奠定了研究基础(张鹤等,2008)。我国在古代对自然环境和地理环境与公共卫生的关系认识比国外更加系统化,在《吕氏春秋·尽数》中就有"轻水所多秃与瘿人,重水所多尰与躄人,甘水所多好与美人,辛水所多疽与痤人,苦水所多尪与伛人"的描述和记载。这段话的大意是,水少的地方,秃头和大脖子病的人就较多;水多的地方,患有肿腿和不能走路的人就较多;水甜的地方,多出仪容端庄、美丽的人;水辣的地方,长恶疮的人就较多;水苦的地方,患有鸡胸、驼背的人较多(邹逸麟,2005,余卓群,2004),这也是我国古代书籍记载中对于自然环境和地理特征与疾病患病率的相关性描述。黄帝内经中有医者须"上知天文,下知地理,中知人事""通天之纪,穷地之理""故治不法天之纪,不用地之理,则灾害至""凡欲诊病者,必问饮食居处"等记载,也进一步证明了地理环境、自然条件和空间位置与疾病发病概率的相关性研究(陈家旭,2008)。

1854年,英国著名医生 Snow 运用地图标点法找到了霍乱的发病病因,他把霍乱的发病地点全部都标示在地图上,结果发现大部分的发病点与公共水泵非常接近,考虑水是导致霍乱的原因,然后通过实验截断水泵里的水源,发现没有饮用该水源的人们几乎都没有得霍乱,最终得出了霍乱的致病因子是受污染的水源。这是空间流行病学的研究起源,也是第一次利用地图工具来揭示空间流行病疾病病因的研究,"一图胜千言"说明了用地图描述地理空间事物具有语言和文字无法表达的效果,通过地图能够准确快速地找到空间流行病的致病因子。地图可视化技术能给人们最直观的感受,也肯定了地图学、地理学、地理信息系统、空间统计方法在空间流行病研究中的地位(廖永丰等,2002)。疾病的产生一般与地理环境和空间位置有关,如流感的暴发受天气影响且具有传染性,呼吸道疾病与污染的空气有一定关联,癌症与个人饮食习惯以及生活方式有关。研究城市疾病制图与空间分析不仅能够对疾病的人群进行分析和可视化展示,还能分析疾病的空间格局和空间分布模式,也能进一步对疾病的成因进行地理危险因子探索,提取与地理要素相关的危险因子,并对其进行相关性分析。地图是地理信息表达的主要方式之一,地图不仅仅可以描述地理现象和地理事物的空间分布情况,还能展示地理事物或者地理现象的变化规律和流行趋势。疾病地图可以描述疾病的空间流行情况和分布模式,展示疾病发病的空间位置,建立疾病流行的趋势面并进行趋势分析,分析疾病与地理危险因子的空间相关性。疾病制图已经由传统的国家级地图制图转向小区域基于空间统计和地理计算模型的分析。传统的大区域制图能够从宏观角度了解疾病的空间分布情况,例如疟疾全国分布图能够从宏观尺度掌握疟疾的全国分布趋势,但是具体到每个疟疾患者的病因机理分析却显得毫无办法,即使从宏观尺度提取地理危险因子,也难以保证提取到的地理因子和疾病数据的相关性,一方面,大尺度下的地理因子容易忽略某些小区域的特殊的致病性地理危险因子,疾病会展示出随机分布状态,随着研究区域的尺度扩大,地理因子数量也会线性增加,提取相关地理因子的可能性和准确率就会随之下降,计算量也会随着地理因子的增加而增加;另一方面,疟疾可能与小区域的天气、气候、环境有关,但是小区域的地理因子又被大环境覆盖,导致小区域的天气、气候和环境不能成为地理危险因子的一部分。Mujahid 通过研究高血压患者与社区居住特征的关系,分析两者相关性,可以得到社区可达性、食物可得性以及社区人群凝聚力关系密切。疾病制图为某些特定的疾病成因机理不明确的情况,提供了一种新的空间流行病学研究方法。有学者通过研究北京市 PM 2.5 空间分布情况,利用城市人口普查数据和 PM 2.5 实时监测数据,通过空间插值分析、趋势面分析进行数据的平滑处理,发现:①PM 2.5 较严重的区域大多在车流量较大的地方。②PM 2.5 较严重的地区活动人口和运动时长均少于 PM 2.5 情况较好的区域。③PM 2.5 是运动时长的指南针,且口罩销量也与 PM 2.5 相关。

Christina Frank 等人对美国马里兰地区的莱姆关节炎进行了空间统计分析,发现了莱姆病的时空分布趋势(武继磊等,2003)。进入 21 世纪以来,从 SARS 到高致病性禽流感以及突发的埃博拉出血热在全球范围内的大规模暴发和流行,使得社会公众、政府部门和学者不得不关心空间流行病,这也吸引了许多国内外研究员和学者的重点关注(Dixon and Schafer,2014,Gatherer,2014,Kiskowski,2014)。还有学者对中国早期的鼠疫时空分布模式进行研究,且建立了鼠疫时空传播模型,探索鼠疫传播的机制和途径,分析鼠疫危险因子,为控制鼠疫流行和广泛传播提供了科学依据。Cipriani 对意大利与饮酒相关死亡人口进行时空建模,发现不同地区人群对酒精免疫的各异性。Geoffrey 对美国加州的布氏杆菌病空间分布进行研究,利用危险人群的生活习惯数据,发现该疾病与牛奶消费情况呈正相关,饮用牛奶越多,患该病的概率越大。通过上述研究发现,地理空间要素在流行病的研究中已经得到广泛的应用和认可,地理相关性研究已经成为现代流行病学研究不可或缺的重要内容之一,疾病在时空传播过程中的模型数量也日益增长,通过疾病数据建立合适的时空传播模型,并且运用该模型确定疾病的致病因子是现阶段空间流行病学的研究趋势。各个领域的专家们从各自专业的角度对空间流行病进行研究分析,如医学家从疾病的病理病因角度进行研究分析;地理学家从疾病的地理分布空间和时空聚集特性角度进行探讨,探索疾病的地理空间分布情况和地理危险以及地理致病因子,需要积累大量的疾病病例数据和地址空间数据;统计学家从数理统计角度对空间流行病进行统计研究,探索疾病的"三间"分布、年龄分布、种族分布、区域分布等特点;卫生学家从预防和控制的角度研究疾病的发病规律,经常采用案例对照实验对疾病的因子进行比对分析,但是该研究需要较长的时间才能分析结果,有时会长达多年才能得到准确的结果。通过不同专业的学者对 SARS 的研究发现,不同领域的专家有较为强烈的合作欲望和研究需求,也在一定程度上推动了流行病学、空间信息学、空间统计学等多个领域交叉学科的发展。面对突然暴发的高致病性禽流感,地理信息专家利用专业知识和技术分析世界范围内高致病性禽流感的时空分布状况和地理危险因素(蔡斌等,2012,方立群等,2005,张人杰等,2014)。现在的空间流行病研究已经引起了流行病学以外各领域的很多专家的注意,也为空间流行病学的发展提供了很好的研究方向和思路,总之,疾病制图、空间分析和疾病可视化已经成为现阶段空间流行病学研究的重要方向。

两个世纪以来,医学家和地理学家对疾病制图进行了研究,并且发现某些疾病在分布上具有明显的空间聚集性,这表明某些疾病受到了地理位置的影响。针对疾病的制图和空间分析研究源远流长,在最早的疾病制图中,1798 年纽约港的黄热病空间分布图和 1854 年的伦敦霍乱地图最为突出(Andrew 等,1990)。可见,地图已经是流行病学研究的一种非常重要的工具,也为实验医学中提出的病因假说提供了重要的线索。疾病分布图是地理学家和医学家对确定疾病危险因子的新尝试,对于许多疾病研究,不仅仅可以在实验室中寻找病因病理,也可以从地理空间分布和地理相关性分析角度进行研究,并且可用地理相关性分析获取潜在的疾病致病因子,为预防疾病的发生和阻止疾病的传播提供依据。

1.3.3 城市疾病空间分析研究现状

罗伯特在关于 1832 年主要影响流行性感冒传播的报告中发现了 Gart-navel 精神病院的患者大都是印刷业以及印染业的。1839 年,法国学者 Malgain JF 将绘制的疝病的新兵原籍的空间分布图与橄榄油消费的地区分布图以及饮用苹果酒地区分布图进行了比较和分析,改变了人们原以为疝病是由饮用苹果酒引起的看法(Andrew 等,1990)。中科院地理所和中国预防医学科学院在 1999 年协同合作编制《中华人民共和国鼠疫与环境图集》,该图集为鼠疫的全面预防和控制提供了科学依据,并且总结了我国 1754 年来鼠疫在各个地区的发生和流行,摸索了鼠疫流行的时空分布和动态变化趋势,首次根据天气、温度、海拔、DEM、植被、景观等地理特征对鼠疫疫源地进行统计分析和分类,揭示了鼠疫疫源地和富钙与富铁的地理危险因子相关性。

空间流行病学可以分析疾病的空间分布规律、识别高危人群以及与疾病相关的地理危险因子。流行病学调查研究的首要目标是估计流行病的发病率,通过发病率分析流行病高发地区并确定地理危险因素,进一步采取预防和控制措施。而地图是一种很好的疾病可视化表达工具,以肺癌死亡率地图为例,通过地图我们能够清楚地回答相关问题。第一类是疾病发生比率问题:如某一区域的流行病发病率、患病率、死亡率、存活率情况。第二类是模式识别问题:例如某地区的流行病分布趋势问题。疾病高发区域和疾病低发区域,疾病聚集分布和随机分布。第三类是地图比较问题:肺癌死亡率模式和吸烟流行模式地图是否类似,同一幅图可能并不能解决所有的问题,但是 GIS 软件提供商 ESRI 公司曾经提醒"在一幅地图上做过多的交流的结果往往使得地图表达的信息更为模糊,很容易迷惑读者,如果使用两幅图或者更多的图,每幅地图关注专题信息会是更好的一种方法"。这种地图比较哲学与多幅地图设计适合精确目标比一幅地图满足多个目标更容易的提出者 Monmonier 的建议是一致的。在 2019 年,有中国学者发现疟疾地图和癌症地图存在某种关联,并且经过实验发现,疟疾能够在某种程度上治愈癌症。

美国在卫生保健方面每年的花费超过 1 万亿元,如果找到预防疾病的方法,将能减少不断增长的卫生保健需求,这也是现代卫生保健行业中的重要任务之一。据估计,全球每年有一半的死亡人数是由于不健康的饮食、吸烟、酗酒、吸毒以及缺少足够的锻炼等因素引起的。在过去的三十年中,研究表明特定的个人行动可以改善健康。例如,研究表明当人们遵循当前的癌症预防措施以及提早检测的话,癌症死亡率将会大大减少,最高可减少60%。

针对地理现象或地理事物的空间分析,最早是由 Naus 提出扫描统计量方法(Naus,1965),该方法能够分析流行病的聚集情况。后来经由 Kulldorff 将其发展为空间扫描统计方法(Kulldorff,1997),用来检测流行病中一维点在空间上的分布规律,该方法确定流行病属于随机分布抑或聚集分布。现在空间扫描统计正在向以下方向快速发展:①基于空间扫描统计方法检测流行病的聚集规律。②空间统计扫描窗口的大小和形状可以采取多种多样的方法。③基线的过程可能是任何非齐次的泊松过程或伯努利过程,并与一些已知函数成正比。空间扫描统计主要在空间流行病学中应用(Clayton,Kaldor,1987,Nakaya,Yano,2010,张文增等,2012,唐咸艳等,2009,唐咸艳,周红霞,2011),也有一些其他的行业应用,如地名研究、基于社交网络的情感分析等(Wang 等,2006)。

疾病聚集性可以通过疾病可视化制图来呈现,但是分析疾病的聚集程度不能找寻到疾病发生的内在原因,需要寻找与疾病相关的地理危险因子,而疾病与地理危险因素的相关性方法多种多样。中外很多学者采用空间自相关分析、空间回归分析、空间扫描统计分析和空间点模式分析等方法对疾病和地理危险因子进行了分析研究。Souza 采用了层次贝叶斯模型和马尔科夫链蒙特卡罗方法评估巴西城市 Olinda 在 1996—2000 年间的结核病发生的相对风险,利用社会经济指数和传播相关指数来计算相对风险指数(Souza 等,2007)。Dolin 认为全球新增的结核病患者中有 75% 以上是由人口老龄化或者人口增加引起的(Dolin 等,1994)。Kistemann 根据德国 Cologne 在 1986—1997 年间的结核病数据,利用回归分析模型探索结核病发病率与当地的人口、自然资源、社会经济状况等潜在地理危险因子的关系,发现外来的移民对结核病发病率影响较大(Kistemann 等,2002)。Moonan 利用地理信息技术对流行病学联合监测,利用广义估计方程模型研究结核病人群空间分布情况,利用无家可归(Homeless)人群,出生于美国的人、非洲美国人、男性和居住位置等基础地理数据,采用距离倒数乘方法确定结核病的高危险区域中的地理聚集(Moonan 等)。Munch 研究发现结核病与低级酒吧的空间密度呈现一定的正相关,同时与人口密度、片区的失业率相关,并且通过了线性回归分析方法的验证(Munch 等,2003)。Chan-Yeung 利用空间分析技术研究低收入家庭、老年人口和受教育程度低是结核病的危险因素,但是没有发现某个因素对其传播有影响(Chan-yeung 等,2005)。武继磊采用贝叶斯和 G * 统计方法分析山西和顺县儿童出生缺陷的高发区域,利用地理环境探测器发现土壤类型、pH、有机质和有效氮等地理环境因子与出现缺陷的发病率呈正相关(Wu 等,2004)。刘美德利用 ArcGIS 和 ERDAS 等工具分析了我国云南省的蚊虫与环境因素之间的关系,发现蚊虫与水稻田、河流等地理因素关系紧密,研究发现两类蚊虫样本点与水稻田的距离、河流最近空间水平距离、河流长度、水稻田面积具有一定的相关性(刘美德等,2008)。徐成东分析了我国近年来手足口病的暴发情况,手足口病发病率与 GDP 人口密度、交通线、河网、温度和降水量等地理特征相关(徐成东,2012)。胡艺利采用地理探测器研究地震中五岁以下儿童死亡的地理危险因子,发现地震烈度、房屋倒塌程度、地形坡度对其影响较大,而人口、高程、地貌和 GDP 等地理相关因素对其影响相对较小(胡艺,2011)。吴库生等学者研究发现食管癌与地理气候等空间环境因子有关,经过因子选择分析和多元逐步回归分析,食管癌高发区受到干旱气候、植被覆盖率、月平均风速等因素的影响较为明显(吴库生,霍霞,2008)。秦建新通过遥感技术和地理信息技术分析了钉螺滋生地的环境情况,发现归一化植被指数、莎草植被类型与钉螺密度具有正相关,而 pH、土壤有机质含量存在一定的负相关性(秦建新等,2008)。李新旭研究发现我国结核病分布与人口密度、空气污染程度、封闭的交通工具和海拔高度有一定的相关性(李新旭等,2014)。程杨等学者总结了明清时代我国疫病的时空分布规律,呈现由东南部沿海向西北部内陆地区递减的趋势,疫病的发生和自然灾害、社会经济状况、城市人口规模、城乡人口分布与流动有紧密关系(程杨等,2009)。张冰冰在分析小空间尺度的手足口病中发现其发病率与儿童人口密度和卫生密切相关,儿童人口密度越高,手足口病发病率越高,卫生人力资源越多,手足口病发病率越低(张冰冰,2013)。Stefania Bertazzon 利用探索性空间分析方法对加拿大 Calgary 学校、空间污染和交通之间的关系进行分析,针对城市空气污染的空间分布和学校的交通可达性进行分析,该研究可以帮助公共卫生部门制定合理的政策,在一定程度上改善适龄儿童的呼吸道、神经发育问题。但是对于疾病和相关的地理危险因子的研究,由于数据收集的困难和流行病数据的保密性,使得疾病空间制图分析和聚集分析仅仅局限于单一变量或者少数几个容易收集到的变量,缺少全盘考虑。

　　疾病空间分析的最终目的不仅是要了解分布疾病的空间分布规律和趋势,还需分析疾病的成因机理和传播规律,进一步对疾病进行预防和控制,为疾病的传播趋势和流行研究提供新的视角,为社会大众、企业、政府部门的疾病防控提供科学依据和数据基础。疾病的聚集特征分析不再面向单一尺度,而是朝着时空多尺度方向发展,疾病在宏观、中观和微观尺度上的聚集特征需要进行比较分析,例如疾病发病数较少会造成在微观尺度上存在聚集性的区域,但是在宏观尺度上不一定存在聚集性,而在宏观尺度上的聚集性特征区域在微观尺度上也不一定具有聚集特征,不同尺度下的疾病聚集性分析会导致聚集区域的出现或消失,所以疾病的聚集性特征应该从不同的尺度进行比较分析,才能为城市中不同级别的政府部门的政策制定提供依据。疾病制图和聚集分析的发展很快,对其研究的学者也逐渐增多,新的研究成果层出不穷,在流行病的暴发期,疾病制图能够很好很快地帮助学者以及社会公众更加清晰地关注疾病流行规律和传播趋势,为疾病的预防和控制提供决策依据。

1.3.4　主要存在问题

国内地址现有的模型难以匹配全部地址数据,一般情况下,现有模型侧重城市道路门牌地址,缺少偏远地区农村地址匹配模型。缺少统一的编码标准,有行业编码,也有政府部门编码,地址空间唯一性难以保证,现有地址库中地址数量无法满足政府、社会公众对于地址匹配的需求。

地址匹配研究主要存在以下几个问题:现有的地名地址体系相当复杂,描述方法各异,地址有的用地名描述,有的用 POI 兴趣点来描述,有的用层次地址来描述,加上地名地址管理混乱,有的在民政局管理地名地址,有的在国土资源部门管理地名地址,有的在测绘部门管理,部门之间难以达成资源共享,地址匹配技术现阶段还难以推广和普及应用,例如每个城市有自己的邮政编码,每个行政区划代码也各不相同,但是对于面向全国的地址编码还不够细,存在着不唯一且相互矛盾的编码,如查询"中山公园"就会发现全国有"北京市中山公园""上海市中山公园""武汉市中山公园""杭州市中山公园""南京市中山公园""蚌埠市中山公园""泉州市中山公园""加拿大温哥华中山公园""东莞市中山公园"等多达 38 处"中山公园",不同城市不同部门之间的地址数据标准和规范不一样,如武汉、深圳、大连都有各自独立的地名地址管理系统,采用的规范和管理方法也都不一样,造成在系统研发和软件工具编写时重复工作量大,给地址数据资源的开发带来了浪费。国内GIS 软件厂商还没有提出适合国内的地址模型和标准,导致国内的地址匹配准确率不高,加之用户对地址的理解程度也不一样,输入地址时不规范的格式也会影响地址匹配效果。对于地址匹配的研究在论文撰写、地址匹配系统建设上较多,缺少面向其他行业如城市疾病数据空间化的地址匹配服务应用。英文分词可以通过单词之间的间隔进行分词,而中文分词的复杂性和中文语义的多义性导致中文地址匹配的准确率不高,地址匹配算法速度慢,效率不高。中国地址匹配仅仅局限于城市区域,缺少农村地区的地址匹配。地址匹配定位精度差异较大,不同城市的地址匹配定位精度不一样,同一个城市的不同区域定位精度也不一致。我国地址匹配技术还处于起步和探索阶段,有必要在地址数据的采集和整理、地址模型构建、地址匹配算法研究等方面进行不断的探索。深圳是我国信息化程度较高的城市之一,如深圳已经提出了开展网格化管理的先进理念,在地址数据采集方面也居于全国前列,总共收集到近 60 万条地址数据,每年都会开展地址普查更新工作,为地址更新奠定基础,确保地址数据的现势性,为地址匹配提供数据支持,并且,前期的准备工作和地址数据库为地址匹配系统的研发和地址匹配准确率的提升奠定了坚实的基础。

城市疾病制图空间分析中的主要难点是疾病数据的收集,一方面,疾病数据含有个人隐私信息,具有保密性,另一方面,疾病数据主要记录病人的基本情况,部分数据会包含省市县信息,缺少详尽的地址空间信息,在数据的源头为地址匹配提供了难度,使得对于疾病制图空间分析只能在某些部门的研究性项目中展开。不仅仅疾病数据难以收集,与疾病相关的地理相关的危险因素资料收集更加困难,横跨时间幅度和空间区域都相当大,需要耗费大量的财力物力,历年的疾病数据统计资料还可以找到,但是相关的地理危险因素资料缺失明显。疾病制图分析中还有一个问题是疾病数据的地址匹配过程,随着计算机技术的发展,带有地址信息的疾病数据可以通过地址匹配进行空间落地,而有些疾病数据中的地址记录缺失或者模糊会加大疾病空间化的难度。再者,疾病制图中采用的空间模型也会影响到疾病制图和空间分析效果,疾病数据在地理空间上是离散分布的,而制图是一个连续性表达的过程,需要处理好这两者之间的关系。深圳作为最为发达的城市之一,有着其他城市无法比拟的数据收集和管理经验,深圳市医学信息中心对各类疾病数据不仅有其疾病信息,而且还采集了与之相关的地址空间信息,为后续疾病数据的空间分析提供了数据基础。

综上所述,地址匹配存在的问题一方面是地址匹配准确率不高,另一方面是地址匹配系统难以适应大众化需求。城市疾病空间分析的偏倚主要包括选择性偏倚、暴露不准确偏倚和生态学偏倚。其中选择性偏倚可以研究不同地区、不同时间、不同疾病类型的人群,需要回答为什么选择这个研究区域而不是别的研究区域,为什么选择这个研究时间节点而不是其他的时间节点,为什么选择这个研究疾病类型而不是其他的疾病类型?需要说明该区域疾病发病率偏高还是偏低,范围越小,选择的可能性也就越多。物理学中有一个测不准定理,它描述的是不同的人采用不同的测量工具对同一个目标进行测量,得到的结果是不一样的,即使是同一个人在不同的时间对同一个目标进行测量,其得到的结果也不一定是一样的。对流行病学中的暴露测量存在同样的测不准定理,实际中很难区别疾病和相关因子的暴露因素。在流行病学中采用终生测量往往是不可能实现的,所以需要对个体进行采用测量,在研究过程中需要考虑误差变量模型。生态学偏倚包括载明偏倚、混杂、标准化偏倚、效应修饰。当然流行病学的研究中存在偏倚并不是反对该研究,而是在研究过程中需要仔细考虑这些偏倚,制订更为细致的研究计划和研究过程,通过研究对结果进行慎重考虑。

1.4　研究内容

鉴于当前地址匹配和城市疾病学交叉研究面对的问题,本书主要的研究内容包括以下几个方面:

(1)梳理了国内外地址匹配的研究现状,对城市疾病制图和疾病空间分析的研究现状进行论述,并且分析其存在的主要问题,城市疾病制图已经由传统的大区域制图转向现在的基于地理计算和空间统计模型的小区域疾病制图研究。空间分析方法包括疾病的空间自相关、空间分布趋势、疾病空间危险分析和疾病重心转移分析。

(2)提出符合深圳市情的基于关联规则的自适应城市地址模型:从分析深圳市中文地址的特点出发,结合国内外地址模型和编码规范的研究,比较分析美国 DIME 模型、TIGER 模型、ESRI 地址模型、日本的 Trie 模型和国内的层次地址编码模型以及地址编码规范,采用特征尾词对基于自然语言描述的地名、地址字符串进行分词,以最小地址要素为基础,结合地址中的特征尾词词库来探索地址要素类别之间的关联规则和组合模式,提出一种基于关联规则的自适应地址模型的构建方法,为地址的扩展应用和匹配服务提供合适的地址模型。

(3)基于地址要素逆向对齐的莱文斯坦距离的地址匹配算法研究:新中国成立以来,我国城市的医疗机构和医学信息中心存储了大量的病例数据,但是这些病例数据常用于统计分析,丰富的数据只得到浅层次的分析,缺少必要的空间分析,流行病数据的空间化已经成为研究空间流行病学的头等任务。城市疾病的空间化研究是将病例的文本地址信息赋予其空间坐标的过程。利用基于关联规则的自适应地址模型和基于地址要素逆向对齐的莱文斯坦距离的地址匹配算法实现了将中文文本描述性的地址或者地名信息转换成地理空间上对应位置的功能。流行病数据的空间化研究,为后续的疾病制图分析和聚集分析研究提供空间流行病数据。综合地理编码和空间信息技术,建立地址匹配在线展示与服务系统,设计面向城市疾病数据空间化的应用。

(4)城市疾病制图空间分析:疾病制图是运用 GIS 空间分析、地统计和地理计算方法,考虑疾病数据的随机性和偶然性,采用合适的空间模型分析疾病数据的分布情况,从疾病数据的空间自相关分析、空间回归分析、空间聚集性分析、时空变化特征分析、空间风险性分析等多个角度多个尺度展开疾病研究,从宏观尺度、中观尺度和微观尺度分析疾病的聚集特征和分布规律,为不同级别的政府部门的决策提供参考价值和科学依据。定位某种疾病的高风险区域和聚集性,分析疾病不同尺度下的空间聚集特征,是对致病因素提出假设的基础。疾病的聚集分析是对疾病在空间上、时间上的聚集性进行分析,确定某种特定疾病的聚集区域和聚集时间段,以及疾病在空间上的相关性和相对危险程度分析,从而为疾病的预防控制和监管提供科学根据和理论基础。

本书面向国际国内研究前沿,梳理了国内外地址编码的研究现状,分析了城市疾病制图和空间分析取得的一系列成果,并深刻思考了现存问题的关键所在,提供了解决疾病制图和空间分析的方案。基于城市疾病数据空间化的地址匹配研究,探索疾病空间化过程中地理编码服务体系和相关基础理论,提出了一种基于关联规则的自适应城市地址模型,并结合中文分词尾词特征和地址要素的类别,改进了城市地址匹配算法,提高了城市地址匹配的效率和准确率。采用一种基于地址要素逆向对齐的莱文斯坦匹配算法进行疾病数据的批量地址匹配,为城市疾病数据空间化的研究提供新的思路、理论和方法,也为类似的研究提供一种参考,推动相关研究工作的开展。同时,本书的主要工作和研究成果将为城市地址匹配模型和算法以及疾病多尺度聚集特征分析研究提供坚实的理论基础、技术基础和应用框架,疾病多尺度聚集特征分析为政府管理部门、社会公众和医疗机构提供了疾病的时空分布图和流行趋势,从地理角度分析疾病的分布情况、聚集性和相对危险程度研究为管理层的决策提供参考依据。

1.5 本书组织结构

本书对各个章节的组织架构图如图 1-3 所示。

第 1 章是绪论。从地址匹配和城市疾病制图空间分析发展的历史背景出发,论述了地址匹配的重大意义和疾病制图与空间分析对于空间流行病学的重要作用,梳理了地址匹配和城市疾病空间分析的发展历程,阐述了本书研究的目的和意义,分析了国内外地址匹配的理论研究现状、应用方向以

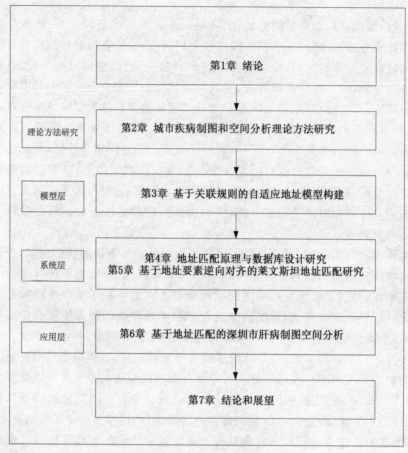

图 1-3　组织架构图

及和其他行业的交叉研究,就城市疾病数据地址匹配研究、疾病制图、疾病
聚集特征进行分析总结,并分析其存在的问题,最后介绍了本书的主要研究
内容和章节组织架构。

第 2 章简单介绍城市疾病数据地址匹配和疾病制图空间分析的主要理
论和常用方法,包括疾病制图研究的定义、疾病数据的空间效应和疾病制图
的三间分布,对于疾病制图研究,阐述了疾病数据的空间效应,包括疾病数
据的空间相关性、空间依赖性、空间异质性、疾病数据的尺度效应和疾病数
据的边界效应。疾病数据不是服从均匀分布或正态分布的独立性数据,而
是具有相关性的非独立性数据,需要采用对应的方法对其研究,尽可能地消
除疾病数据的相关性影响,保证疾病数据的最底层特征进行空间分析。提
出了疾病制图的方法,包括点数制图法、分级制图法、基于地统计的制图法
和基于贝叶斯模型的制图法,并对不同的制图方法进行比较分析,找出制图

方法的适用条件,在疾病制图时需要根据疾病数据的实际情况选择合适的制图方法,保证疾病制图效果和准确性。对于空间分析,详细介绍了空间分析方法如空间统计分析、探索性空间数据分析、时空聚集分析、相对风险分析、重心迁移、多尺度聚集特征分析等相关理论和方法研究,还阐述了空间数据分析方法在城市疾病制图分析中的应用优势,最后介绍了常见的空间统计分析软件。

第 3 章首先详细介绍国内外地址模型和地址编码规范,指出美国的 DIME 模型和 TIGER 模型适用于具有分隔符的英文地址,却对不具有分隔符的中文地址无能为力;日本的 TRIE 树模型和 ESRI 模型也不适用于国内的大部分地址匹配;基于层次模型的地址较为适合中文地址分词,但是要对城市地址编码进行统一规范。接着分析了中文地址特点和地址要素的分类,中文地址包括使用自然语言描述的口语化地址,如"北边 150""附近"等地址描述性信息,对中文地址进行分词必须以地址要素为基础,结合城市的特征尾词词库来探索地址要素类型之间的关联规则和组合模式,提出一种基于关联规则的自适应地址模型的构建方法,并以深圳市建筑物普查数据进行试验分析,该模型符合深圳市地址的描述特点,取得了良好的效果,为地址的扩展应用和匹配服务提供合适的地址模型。

第 4 章介绍城市地址分析和地址匹配的原理以及数据库设计。城市地址具有空间特征和属性特征,而且需要考虑城市地址的层次结构,城市地址大多以行政区划+道路门牌+附加信息组成。地址匹配的原理是基于地名地址和空间位置信息的对应关系。数据库设计介绍了深圳市地址编码数据库总体设计、地址属性库,详细介绍不同地址模型的数据入库流程,包括行政区划数据、道路数据和门牌号码地址数据的入库详细流程,最后介绍了地址数据质量的检查。

第 5 章首先介绍了地址匹配流程中的中文分词技术和地址标准化过程,中文分词的方法主要有机械分词法、词库分词法、基于模型的分词方法等,阐述了地址数据的标准化模型、地址描述规则和地址的标准化过程。提出了一种基于地址要素逆向对齐的莱文斯坦算法来优化门牌号码地址匹配的方法,最后论述了地址匹配引擎的设计和实现,并以深圳市肝病数据为例进行城市疾病数据地址匹配的效果分析,为后面的疾病制图空间分析提供良好的基础。

第 6 章介绍了基于地址匹配的深圳市肝病制图空间分析。首先介绍了城市疾病制图空间分析的材料和方法,包括数据来源、制图空间分析方法和数据的预处理过程;并对制图的结果进行空间分析,从肝病的流行特征、空间相关性、时空聚集性、相对风险分析、重心迁移规律和宏观、中观、微观多尺度的聚集特征分析;再从空间统计在城市疾病制图空间分析中的优势、疾病制图的尺度效应、疾病空间异质性、时空聚集性和相对风险评估多方面进行讨论城市疾病制图的重要性;最后总结分析了城市疾病制图过程中的创新之处和局限性。

第7章是总结展望。对全书的研究内容进行总结归纳,指出了研究中存在的不足之处以及后续的工作内容。

第2章 城市疾病制图和空间分析理论方法研究

2.1 城市流行病学概述

2.1.1 城市流行病学

城市流行病学是流行病学研究中的一个分支,研究内容包括描述、定量和解释城市流行病在地理空间上分布、流行、变化趋势,特别是针对城市等小区域尺度上的疾病空间分布情况,涉及的学科包括流行病学、公共卫生学、空间统计学、环境学、地理学、地图学和社会人口学等领域。主要的研究内容包括疾病制图分析、空间分析和相对风险分析、病源危险性评价、疾病时空聚集性探测、流行病的地理危险因子探索等。

人类历史上疾病种类繁多,包括天花、霍乱、鼠疫、AIDS、SARS、埃博拉出血热、高致病性禽流感、结核病、疟疾、血吸虫病等,这些疾病的突然暴发给城市居民带来很大的影响,造成生活、工作的不便,更甚者威胁居民的性命。空间流行病学是利用空间分析方法描述疾病在空间上的分布特征,需要对疾病数据进行收集、存储、分析和解释,采取的方法就是基于可视化分析和空间统计模型方法。

通过疾病制图能发现流行病的聚集情况,从空间流行病发生的时空位置来探索其发病的主要地理空间特征,尽可能早地发现疾病暴发时空位置信息,从而为制定流行病的防治策略和预防机制提供参考依据;还可以探索流行病暴发与地理、环境、气候、水文、社会、经济等各个因素之间的相关性,通过分析找到流行病的潜在地理危险因子,通过流行病数据利用合理的数学模型对空间流行病进行时空预测,推测疾病发生的可能时间和可能空间以及发病的概率,从而实现空间流行病的全面监测。基于空间信息技术、疾病制图和空间可视化分析的空间流行病学研究具有非常好的应用前景,空间流行病学研究中的疾病数据可视化表达、疾病时空聚集模式探测、疾病时空传播模型、疾病模型预测分析等方向对于空间疾病的发病规律探索和防控措施有重要意义,体现在以下几点:

(1)疾病制图分析有助于人们更加直观全面地了解城市疾病时空分布模式以及暴发周期和流行规律等特点。

(2)疾病聚集特征分析能够找到特定聚集地理位置和聚集时间段,为疾病的重点防治提供参考依据和数据支持,也为疾病地理相关危险因素相关性研究提供线索。

(3)疾病制图分析能够很好地展示疾病分布,通过可视化方法更容易看清疾病发病率的时空变化规律和趋势,也为社会公众和专业人士掌握疾病流行规律和机理提供参考,使社会政府部门能采取有针对性的防控措施来预防疾病的暴发。

2.1.2 GIS 在城市疾病研究中的优势

自从加拿大 Roger Tomlinson 提出了 GIS 的概念之后,GIS 已经发生了翻天覆地的变化。地理信息系统(GIS)是一种非常重要的空间信息系统,不同的学者对于 GIS 的定义不一样。GIS 中的 G 也由以前的 geographic(地理)转变为 global(全球的)和 geospatial(地理空间的),GIS 的 S 经历了从 System(系统)、Science(科学)、Service(服务)到 Studies(研究)的过程。最开始人们认为 GIS 就是地理信息系统,随着信息技术的发展,系统不能满足自身的快速发展,GIS 已经成为一门科学,加上最近深度学习和机器学习的快速发展,GIS 的作用体现在服务于社会经济,功能由系统向服务开始转变。普遍认同 GIS 是在计算机软、硬件的支持下,对整个或部分地球表层空间中的地理数据进行采集、储存、描述、管理、分析、显示的系统。地理信息系统是一门综合性的学科,涉及地图学、地理学、遥感、测绘、土地资源管理、计算机科学等多门学科。有学者认为 GIS 脱胎于地图学,还有学者把 3S(GIS、RS、GPS)作为集成一体化学科,GIS 作为大脑,负责指挥调度,RS 和 GPS 作为两只眼睛,负责收集数据。其中 RS 负责采集静态数据,GPS 负责采集动态数据。GIS 是一种强大的基于计算机的工具,具有强大的空间信息分析和处理功能,还可以进行地图可视化表达和地理分析。随着大数据和互联网+的快速发展,GIS 不同于人类的思维,好比大数据思维和计算思维已经逐步改变我们的生活方式,GIS 提供了一种新型的表达手段和沟通方式,建立了世界真实空间和虚拟空间的桥梁,而城市疾病数据是地理分布数据的一种,需要借助 GIS 强大的功能进行空间分析和制图表达。

传统的疾病分析大多是针对人群进行统计分析,分析疾病在各个年龄段以及性别中的流行特点,分析疾病聚集特点。缺少空间技术的支持很难从地理空间角度对疾病进行分析,这是因为传统的疾病数据只有属性信息,缺少地理空间位置信息,随着 SARS、高致病性禽流感和埃博拉出血热等流行病的暴发以及网络技术的发展,社会大众以及很多学者开始关注流行病在空间上的分布规律,通过分析疾病的空间流行规律和趋势,为疾病预防和控制尽早提供方案和措施。利用空间信息技术对疾病进行制图和空间分析的关键技术是地址匹配技术,该技术能把疾病等社会经济的属性数据转换成具有地理空间坐标的空间数据。传统收集到的疾病数据只具有属性信息,需要把疾病数据空间化之后才能进行疾病制图和空间分析。运用 GIS 等空间信息技术不仅能够分析空间流行病学的时空分布模式,还能给我们提供一个全新的角度和视野去认识和分析空间流行病学。

GIS 在城市流行病学研究中有以下几个突出的优势:对城市流行病数据空间信息和属性信息的收集、存储和组织;疾病制图分析和分析制图;揭示城市疾病的空间分布规律;建立空间模型;分析疾病和人口、环境、社会经济等因素的相关性;寻找疾病病因的地理危险因素;模拟城市疾病空间相互作用和时空变化规律;基于模型对疾病的发病情况进行科学预测和估计等。本书通过建立城市地址匹配模型和改进的地址匹配算法,利用地址匹配技术把城市疾病数据空间化,并对疾病制图和空间聚集特征进行分析,为城市疾病数据的空间化以及城市疾病制图和空间分析研究提供了一种新的思路和方法。

综上所述,利用城市疾病数据的空间化技术和空间信息技术来研究空间流行病学,给研究者提供了一个全新的视野和角度,不仅仅局限于医学领域,可以从地理环境角度、空间统计角度、地理危险因素分析角度探索流行病发生的时空分布模式,揭示影响流行病发生和流行的危险因素,预测未来流行病传播趋势,从而更好地采取预防措施和对医疗资源有针对性的配置(杜娟,关泽群,2007)。随着空间信息技术的迅速发展、地理信息技术的广泛应用,以及时空分析模型理论、方法和技术的不断完善,以 GIS 为首的空间信息技术将在空间流行病学的分析和研究中发挥重要作用。

2.2　疾病制图研究

2.2.1　疾病制图定义

疾病制图是空间流行病学的任务之一。目的是把疾病的空间变异进行可视化表达,利用生动形象的图表展示疾病数据的变化过程,确定疾病病例聚集模式和空间分布规律,揭露疾病空间分布模式,为与疾病相关的地理风险因子探索提供线索。对于疾病制图(Disease Mapping),不同的学者有不同的理解也给予其不同的定义。疾病制图分析和疾病分析制图是两个截然不同的概念,疾病制图分析(Disease Mapping Analysis)强调的是先对疾病数据进行制图,然后通过图形分析疾病,而疾病分析制图(Disease Analysis Mapping)强调的是先对疾病数据进行分析,然后把分析得到的结果进行可视化展示,但是两者都可以用来研究空间流行病。空间流行病可以对其进行分析制图,也可以先对其制图再分析,两者还能共同用于对疾病的地理环境因子相关性进行探索,为疾病的预防提供保障机制和补救措施。Lawson从疾病和制图两方面对其进行描述,其疾病是指疾病在特定人群中的时空分布,而制图是对疾病时空分布的可视化表达,后来他认为应该加入空间统计和空间分析方法(Lawson 等,1999)。周晓农从空间流行病学的角度给出定义,他认为疾病制图是空间流行病学中用来描述并且分析评价疾病的时空分布、聚集情况,是地图学和空间统计学相结合而产生的一门新兴的交叉学科领域(周晓农,2009)。钟少波认为疾病制图是利用疾病观测数据,使用恰当的空间信息技术和制图方法,把疾病分布用地图的方式表达出来的过程(钟少波,2006)。高文龙提出一种条件自回归模型在疾病制图中的应用,利用 GeoBUGS 软件进行贝叶斯统计分析,促进了疾病空间模型和制图分析的发展(高文龙,2017)。虽然不同的学者对其定义不一样,但是疾病制图分析和疾病分析制图的核心内容都是利用地图学、空间统计学、空间分析等技术对疾病在人群中、时间上、空间上的分布进行可视化表达,分析疾病在空间上的分布模式和规律特征,为进一步的病因学探究和疾病流行的预测提供基础,为疾病的控制和预防提供参考,也为政府制定科学的政策提供依据。

疾病制图是利用地图设计和制图技术展示疾病发病率在空间上的分布情况和空间流行规律。疾病制图包括疾病制图分析和疾病分析制图,其中疾病分析制图是通过分析疾病的流行特征然后通过地图展示出来,包括分析疾病的年龄结构分布、性别分布等;疾病制图分析是通过疾病的时空分布情况分析疾病分布模式的特征和规律,通过地图能够更加直观地找到疾病的聚集区域、热点冷点区域以及地理危险因子的相关性。疾病制图表达和设计的框架包括疾病的空间特征分析;疾病专题地图比例尺;疾病地图的符号分类。流行病数据中的基础地理空间数据包括点数据、线数据、面数据以及用于进行统计分析的属性数据。根据疾病统计数据的观测尺度和量测级别,通过疾病制图能够更加快速地确定流行病的空间分布规律。

在空间流行病学中,描述疾病或病人的位置的点数据是疾病制图的基础地理数据(Pascutto 等,2000)。通过流行病数据空间化的落地数据是疾病制图的空间数据基础。疾病制图包括制作疾病发生概率的点分布模式地图和等值线地图。描述疾病发生率的位置在小范围内是合适的,例如研究疾病的聚集情况,点分布地图可能由于太过敏感和暴露而造成隐私泄露引起公众不满和恐慌,因为点分布地图中会有个人隐私信息如家庭住址信息的暴露。在传统方法中,小区域的健康卫生事件被记录为预设区域单元。虽然点模式表达的是健康卫生事件的空间分布情况,但是在描述流行性疾病的发生时会造成个人隐私暴露。为了维护个人隐私和确保社会公众的安全,基于点数据的可视化表达需要在数据量较小的情况下使用。单位面积内点数据的聚集通过地理分布图来揭示新的见解。

地图符号是地图使用者从视觉上理解疾病信息的标识之一,多样专题制图表达以及地图可视化方法是为疾病制图服务的。基于疾病数据的制图最常用的就是分类图,该方法包括数值的分组和枚举单位的分类(例如把疾病发病率分布分为五类,其中排名分别代表疾病发病率很高、高、中等、低、很低的区域),不同的组别用相同颜色系表示,可以从深到浅也可以从浅到深排列,例如颜色越深,表示疾病发病率越大(小),而颜色越浅,表示疾病发病率越小(大),还可以采用不同的颜色进行区分组别。每一个区域的颜色与区域内的疾病发病率大小是相对应的。还可以采用探索性分析、地统计分析和空间相关性分析等方法研究疾病的空间分异、地理危险因子探索,为疾病制图分析提供新的途径。

通过疾病制图,疾病的危险相关因子可能通过疾病的时空变化探索到。已经证实地理位置信息可以提供很多和流行病学相关的地理知识,这些地理知识也被称为流行病关联事件。统计解释和疾病制图形成了一个方法可以用于理解疾病以及疾病关联因子。其中统计解释包括简单的数据分布情况、数据显著性检验以及复杂的多元变量解释。病因假设的主要来源就是通过疾病制图找寻相关因子,也需要看变量之间是否存在关系。空间自相关方法是寻找变量空间分布是否存在特殊模式。空间正相关描述的是地理因子与地理因子之间存在线性增长的关系,空间负相关描述的是地理因子存在反线性关系。

"千言万语不如一张图",制图是地理信息系统的主要表达方式,制图分析是把地图作为工具来分析地图中各个地理要素的联系,通过对疾病数据的空间化进行可视化表达,根据地图中存在的区域差异或者不同的地图之间的比较分析疾病的发病情况以及疾病发病率等各个指标的变化趋势。地理信息系统一词最早诞生在加拿大,加拿大的著名学者 Tomlinson 所在的土地调查局建立了世界上第一个 GIS——Canadian GIS,Tomlinson 也被称为地理信息系统之父,该系统的提出也标志着 GIS 进入了快速发展的阶段。地理信息系统的空间分析也由点、线、面的空间分布模式的分析转向了支持空间决策过程与空间复杂系统的时空演化过程研究。陈述彭把 GIS 定义为采集、存储、管理、分析、显示和应用地理信息的计算机系统(陈述彭等,2000),这个定义也是被普遍接受的。地理信息系统主要的功能就是对地理数据进行存储、管理、分析和可视化表达,而疾病病例数据包含地理特征,具有空间位置性,也包含流行病学知识,所以疾病制图分析也成为地理信息和公共卫生领域交叉研究热点问题之一。

疾病制图需要用到地理信息系统,包括地理信息系统的基本概念、功能、构成以及地图投影和坐标系。地理信息系统是对地理数据进行采集、存储、管理、分析、运算、可视化表达的一种管理信息系统。地理信息系统由数据、计算机软硬件、人员构成。其中人员包括地理信息系统管理人员、地理信息系统使用人员和地理信息系统设计开发人员。地图投影是利用一定的法则,把地球球面上的地理事物或地理现象转换到二维平面上的过程,由于地球是一个球形,而二维平面是一个二维图形,两者之间的转换一定会产生变形,例如距离变形、角度变形和面积变形。地图投影可以分为等角投影、等积投影、任意投影三类。其中等角投影是保持平面上的任意两个方向的角度不变,等积投影保证地图上任意图形面积不变,但是等角投影和等积投影两个不能兼顾,任意投影是角度和面积都有变化的投影方式。按照地图透视关系,地图投影可分为平面投影、圆锥投影、圆柱投影、多圆锥投影、伪圆锥投影和伪圆柱投影等多种投影。根据投影面和地球表面的关系,地图投影可以分为正轴投影、斜轴投影和横轴投影三种。空间位置具有相对性,例如东南西北上下左右都是相对而言的,为了更好地描述地理信息的空间位置,必须有地理参考坐标系,如果缺少地理参考坐标系,就无法描述清楚地理现象或地理事物的地理空间位置信息,任何地理现象或地理事物都是存在于同一个地理坐标系下的。常用的坐标系包括笛卡尔坐标系、直角坐标系、地理坐标和投影坐标等。

2.2.2　疾病数据的空间效应

传统的疾病数据可以分为定量数据和定性数据。定量数据是一种数值类型数据,例如疾病患者人数、疾病患者年龄等都是一个特定数值,可以用实数来表示。定性数据是名义性数据,可以用命名变量来描述,例如疾病患者严重程度(非常严重、严重、一般、轻度),癌症患者的所处阶段(早期、中期、晚期)。疾病数据采集部门在统计疾病数据过程中没有考虑地理要素和地理健康因子,只是单纯地收集疾病患者个人病例基本信息,包括姓名、性别、年龄、家庭住址、病情等基本数据。空间流行病数据按照空间特性分为点状数据和面状数据。点状数据是疾病患者病例的家庭住址数据,具有空间坐标点信息,面状数据是对疾病患者病例数据进行统计汇总,也称为集合数据。疾病数据具有以下空间特征:空间相关性、空间异质性、尺度效应和边界效应。

2.2.2.1　空间相关性

地理现象或地理数据与其他数据的一个重要区别就是地理数据具有空间位置属性信息,而其他数据缺少空间位置信息。地理学第一定律说的是世界上万事万物都存在特定的联系,而且地理位置越接近的地理现象或地理事物相关性越强。空间自相关是地理现象或事物中的一个重要特征,描述的是地理现象或事物在空间上的邻近而具有的相互依赖关系。空间相关性包括空间正相关、空间负相关和空间不相关。空间正相关描述的是属性值与邻近区域的属性值具有相似性,空间负相关表示属性值与邻近区域的属性值具有相异性。空间相关性分析分为全局自相关和局部自相关,其中全局自相关分析是对整个研究区域的分布模式和聚集性进行研究,局部自相关是对疾病聚集热点和冷点区域进行相关性研究,只考虑区域与邻近区域的关系。空间的相关性还可分为空间自相关和空间他相关,空间自相关性描述的是同类地理现象或者地理事物之间的相关性,空间他相关描述的是不同类别地理现象或者事物之间的联系。

全局自相关分析衡量指标可以用 Moran's I 和 Geary。其中 Moran's I 系数是对空间邻近区域属性值的相似性进行描述,空间邻接矩阵确定空间位置关系,属性差值可以用来描述属性间的差异,然后利用邻接矩阵和属性差值计算全局 Moran's I 值。全局指标是用一个单一值描述区域内的地理现象或地理事物的相关性,是从整体上描述地理现象的相关性,Moran's I 系数计算公式如下所示:

$$I = \frac{1}{\sum\limits_{i=1}^{n}\sum\limits_{j=1}^{n}W_{ij}} \cdot \frac{\sum\limits_{i=1}^{n}\sum\limits_{j=1}^{n}W_{ij}(x_i - \bar{x})}{\sum\limits_{i=1}^{n}(x_i - \bar{x})^2/n}$$

首先把研究区域分为若干个位置,其中 x_i 和 x_j 是地理现象或者地理事物在第 i,j 个位置的取值,$\bar{x}$ 是整个研究区域中地理现象或者事物属性的平均值,W_{ij} 是空间邻接矩阵 W 在不同位置的元素。根据公式计算出来的 Moran's I 值范围在 $(-1,1)$ 之间,I 小于 0 表示地理现象或者地理事物之间呈现负相关,大于 0 表示地理现象或者地理事物之间呈现正相关,等于 0 表示地理现象或者地理事物之间呈现不相关。Moran's I 值的绝对值越大,其相关性也越高。

Getis 和 Ord 认为局部自相关分析是对于每个位置 i 与邻近区域的相关性进行分析,局部 Moran's I 指数、局部 Geary 统计的计算公式可以定义为:

$$I_i = \frac{Z_i}{S^2}\sum_{j \neq i}^{n}W_{ij}Z_j$$

$$G_i = \sum_{j \neq i}^{n}W_{ij}(Z_i - Z_j)^2$$

其中,Z_i 和 Z_j 是地理空间位置 i 和 j 的地理现象或者地理属性值,均值差为 $Z_i = x_i - \bar{x}$,W_{ij} 为空间邻接矩阵,$S^2 = \sum\limits_{j=1}^{n}(x_j - \bar{x})^2/(n-1)$。局部 Moran's I 统计是对地理空间位置属性值差异的加权平均统计,而局部 G 统计是对地理现象或者地理事物属性值偏差之差平方和的加权统计。

2.2.2.2　空间异质性

空间分异是自然现象存在的一种特征。地理现象或者地理事物的空间依赖性会随着地理空间位置的变化而发生变化,所表现出来的非平稳性称为空间异质性。空间局域异质性可用 LISA、Gi 和 SatScan 来衡量,还可以用地理探测器 q-statistic 来检验,q 的具体计算公式如下所示:

$$q = 1 - \frac{1}{N\sigma^2}\sum_{h=1}^{L}N_h\sigma_h^2$$

其中总体被划分为 L 层,也就是一共有 L 个子区域或者是 L 个子总体。N 和 σ^2 分别描述样本的总体大小和方差。q 值的具体含义如下所示:$q = 0$ 表示不存在空间分层(分异),$q = 1$ 表示存在完美的空间分异,q 在 $[0,1]$ 表示属性(y)的方差被分层(x)解释的百分比。

空间异质性在生态学研究中有较为广泛的应用,例如分析生态学变量中的植被覆盖指数、生物物种的多样性、土壤不均匀性和生态复杂性。城市疾病研究中假设病的分布不是均匀的,也不是一成不变的,疾病分布会随着时间和空间的变化而发生变化,该变化过程也反映了疾病的空间异质性。疾病的空间异质性是指疾病在地理空间分布上的复杂性和变异性,其中复杂性描述的是疾病空间分布的差异性,而变异性是指疾病空间分布的非均匀性和非平稳性,是对疾病空间分布的定量统计研究,影响着疾病的发生、传播、流行和变化包括不同的病因分布结构。地理信息系统在研究疾病的空间异质性中具有得天独厚的优势,疾病数据的特征可以用地理信息系统中常用的场模型来描述。

2.2.2.3　尺度效应

　　一千个人眼中有一千个哈姆雷特,就是典型的尺度效应,每个人的观测都是基于自己的观测尺度。观测时间、观测空间、观测心情、观测方法等都会影响观测结果。尺度是一个历久弥新的研究热点,它可以指在研究某一地理现象或者事物时采用的时间单位或空间单位,也可以指某一地理现象或者过程在时空上涉及的范围和发生的频率,还可以指人们观察地理对象、事物、过程中所采用的窗口,凡是地理空间数据都具有尺度依赖性。尺度分为空间尺度和时间尺度,常常用粒度和幅度来表达(孙庆先等,2007)。尺度效应是指当地理空间数据聚合而改变其幅度、粒度、形状和方向时,分析结果也会随之变化的现象(Tate,2001)。Openshaw 认为可塑性面积单元问题(MAUP)是尺度效应的一种(Openshaw,1981)。研究尺度的变化会造成空间自相关系数的变化,在不同尺度下,同一景观内的自相关程度相差很多(Qi and Wu,1996)。空间数据不同于一般的属性数据,它具有尺度特性,在对地理空间数据进行制图分析和可视化表达中就需要考虑其尺度效应。国内外也有很多学者出版了关于尺度问题的专著,如 Stewart 的 Scaling up in Hydrology using Remote Sensing(Stewart,1996),Tate 的 Modelling Scale in Geographical Information System(Tate,2001),Sheppard 的 Scale and Geographic Inquiry:Nature,Society and Method(Sheppard,2004),李霖的《空间数据多尺度表达模型及其可视化》(李霖,2005)等,上述专著对尺度问题研究较为深入。

　　尺度分为时间尺度和空间尺度。时间尺度可以按天、月、季、年,空间尺度分为宏观尺度、中观尺度和微观尺度,宏观尺度表示研究大区域,分辨率较低;中观尺度研究区域适中,分辨率介于宏观尺度和微观尺度之间;微观尺度研究的区域较小,分辨率最高。疾病制图分析的尺度效应是指疾病制图和空间分析具有尺度依赖性,尺度的变化可能会导致疾病空间异质性的出现或消失或变化,因此在疾病制图空间分析中,必须考虑其尺度效应。空间尺度包括认知尺度、空间层次细节模型(LOD)、地图比例尺、空间粒度(分辨率)和空间广度。其中,认知尺度包括人类观测行为的尺度和人类怎么感知空间存在,人类怎么感觉空间存在属于哲学的认知论问题,人类观测行为的尺度属于地理学问题,本书主要研究的是人类观测行为的不同尺度对空间分析的影响,以及在不同的空间尺度下区分疾病空间分布特征和流行规律。

2.2.2.4 边界效应

边界效应也称为边际效应、边缘效应,最早是由心理学家德克提出来的,描述的是受欢迎的逗留区域一般是沿着建筑立面的地区或者是一个空间到另一个空间的过渡区域,而开敞的区域鲜有人光顾。疾病数据的边界效应十分明显,例如疾病数据在不同的区域内进行统计,得到的疾病制图是完全不一样的,而且中国行政区划经常出现合并,导致疾病数据在统计过程中容易出现边界突变现象,也就是对于疾病数据分析如果采用现有的行政区划分析,在行政区划边界处会发生突变现象,有违地理学第一定律。地理现象或事物越相近的位置越具有相似性,故在疾病制图时就越需要考虑边界效应,利用空间插值方法或者是平滑方法消除疾病数据的边界效应,建立连续平滑的疾病地图。常用的插值方法有反距离权重法(IDW)、反距离平方法、克里金插值法等,常用的平滑方法有核密度估计法、层次贝叶斯模型法、时空贝叶斯模型。

地理数据的分布也有类似的情况出现,在城市空间中同样可以观察到这类现象,边际效应也是地理研究中的重要问题之一。在地理研究中,研究区域的边界主要有自然边界和行政区划边界,其中自然边界包括山体、河流、海岸线等对于地理现象或者事物起到阻隔的作用,而行政边界是人为造成的。由于地理现象或事物的空间相互作用和扩散影响,导致地理现象或事物会随着统计单元的变化产生不同的统计结果,在研究过程中往往忽略了边界外部的影响,而只关注研究区域内部的因素的研究结果有失偏颇。

2.2.3 疾病制图"三间"分布

疾病制图经常用于小区域内特定流行病的聚集情况和空间分布研究。地理学家 Tobler 提出了地理学第一定律:世界上任何地理现象或事物都具有空间相关性,相距越近的地理事物或现象的相似性越大,差异性越小;反之,相距越远的地理事物或现象差异性越大,相似性越小。如果地理现象或者地理事物没有空间相关性,那么疾病分布就是随机分布,呈现均匀分布特征,不存在空间聚集分布规律。但是由于疾病数据具有偶发性,受到空间因素如地理环境、天气、生活习惯、生活方式、气候、日照、降雨量等多种因子的影响,疾病表现出空间相关性和空间分布特征。无论是从疾病的感染环境还是疾病的传播过程来看,暴露于传染病患者或者受到污染的环境中的个体被认为更有可能患上某种疾病,而没有暴露在危险区域的个体患病的概率就要小得多。

疾病制图的基础包括描述疾病人群分布、疾病时间分布、疾病空间分布,分析疾病的聚集性、空间相关性和相对危险程度,进而找出聚集区域聚集的潜在病因因素和相关影响因子,为进一步的地理危险相关因子相关性分析提供依据,并为政府、医院关于流行病的预防和决策提供科学根据和可靠的保障。疾病制图分析是从空间角度分析疾病的发病和流行规律,属于空间分析的一个分支。基于疾病制图的空间分析是空间分析在疾病研究中的延伸与扩展,为从地理学的角度来研究疾病提供了一种思路和方法。

2.2.3.1 疾病人群分布

传统的公共卫生学家常用疾病数据分析疾病在不同人群中的人群分布情况。据研究表明,城市疾病在不同的人群中发病概率是不一样的,对不同人群中的疾病分布进行研究有利于摸清疾病的人群分布规律,发现人群分布趋势,可以为疾病的病因、流行因素研究和防治对策提供依据。其人群中主要的因素包括年龄因素、性别因素、职业因素、民族因素、受教育程度因素、婚姻状况因素、家庭成员组成因素、移动人口流动性因素、人的生活习惯以及行为分析因素等。科学研究表明,婴儿的低出生体重对个人的免疫力有重要影响,低体重出生者的免疫力要远远低于正常体重出生者。研究表明,癌症患者呈现明显的年龄分布区间,0 到 20 岁之间癌症患者极少,20 到40 岁之间的癌症患者次之,40 到 60 岁的癌症患者最多,而 60 岁以上的癌症患者也较少。另外一项研究表明,不同性别的痛风患者呈现明显的差异,女性患者痛风比例非常低,常见的痛风患者大多数是男性,这也为痛风的病因分析提供了参考依据,可以从男女性别差异性来分析痛风产生的原因。此外,不同的种族对 SARS 具有不同的抵抗力也在医学研究中得到了证明。

2.2.3.2 疾病时间分布

疾病时间分布是指疾病随时间的变化而变化的特征和规律。研究疾病的时间分布规律可以为寻找疾病的暴发时间特点提供参考,有些疾病表现出季节性、周期性的规律,还有些地方性疾病如甲状腺肿等在时间分布上没有规律,仅仅与空间相关。有时间分布规律的疾病常常可根据时间特点进一步研究相关流行因素的线索,如该时间段内的天气、温度、降雨、日照、环境污染等因子。急性疾病常表现暴发流行,长期慢性疾病可能表现散发,也可能有季节性。疾病的时间分布表现出有短期性、周期性、季节性和长期性等趋势。疾病的时间分布规律为疾病的病因探索提供了新的视角。

2.2.3.3 疾病空间分布

疾病的空间分布是指疾病流行过程中在不同的空间位置分布情况差异。疾病数据自带空间属性,根据疾病数据的空间特点找出其空间分布规律,通过空间分析方法可以找出疾病的空间分布趋势,例如疾病表现出空间相关性、空间回归性、空间随机性分布等。疾病的空间分布主要表现在以下几个方面:随机分布、均匀分布、聚集分布、分散分布。世界上不同的地区,疾病发生的概率不一样,其分布也就不一样。有些病只限于某些地区发生,如水俣病主要发生在日本;有些病全世界范围都有,但是每个地区的分布和流行状态也不一样,如艾滋病在全球范围内都有,尤其是发展中国家。疾病的空间分布反映了疾病在不同的地理、文化、环境、气候、生活习惯、宗教信仰等环境下的分布情况。通过疾病的空间分布研究,很容易找到疾病的重灾区、聚集地,也为病因探索和流行因素分析提供了科学依据,为政府合理规划医疗资源配置提供了可靠的信息。

2.2.4 疾病制图方法研究

疾病数据分为点状数据(疾病病例个体数据)、区域数据(面状数据)和地统计数据三种。其中点状数据采用点数制图法,区域数据采用分级制图法较多,地统计数据采用基于统计的方法制图较多。点数据指的是每一个研究病例的时间、空间信息数据,例如 SARS 患者的家庭地址数据,每一个家庭地址都有独一无二的 x,y 坐标值,在疾病病例报告中可以通过地址匹配方法获取地理空间信息和坐标,并且可以把病例数据匹配到对应的地图上进行可视化展示和空间分析。但是如果家庭住址记录不够详细或者缺失就会影响可视化分析和空间分析的结果。因此,点状数据在某种特殊情况下可以转成区域数据进行区域统计,然后采用分级制图法来描述不同区域的疾病统计信息,进行可视化分析和空间聚集分析、空间相关性分析、空间趋势面分析。区域数据也叫计数数据,描述某一空间范围内疾病病例的统计数据,如中国各省血吸虫患者数据、各省 GDP 数据、中国各市人口普查数据都属于区域数据。区域数据可以由点数据合并生成,所以在数据收集时尽可能收集点数据,但是点数据的收集效率低下,工作量大,而且一旦出现家庭地址缺失或者记录不详尽的病例,会导致后续的分析结果受到影响,而且点数据需要采用空间插值或者平滑操作来分析,容易产生生态学谬误。

在疾病制图中,需要对地图进行符号化,法国贝尔廷提出把构成地图符号的基本要素称为视觉变量(形状、尺度、色彩、亮度、纹理和方向等六种视觉变量),有学者加入模糊性、透明度等视觉变量,地图符号设计需要考虑视觉变量,通过不同种类的视觉变量的组合,可以展现地图内容的区别和联系。地图符号包括点状符号、线状符号、面状符号和其他符号。疾病制图可视化是指通过视觉变量为个体提供知识传播的途径和方法,可视化是以计算机方法和数学模型建立个体可以直观感受的图像、图形和图标来展现科学知识的过程。地图为地理学的第二语言,数据通过地图向用户传递的是知识信息,知识地图在信息获取、存储检索、制作方法、产品形式上发生了极为深刻的变化,现代地图的功能愈加完善,内容愈加丰富,表现形式多样化。地图学有自己的理论基础、制作基础、使用方法和应用领域,地图理论基础包括地图传输理论和地图传输模型,地图传输理论把地图当作信号,制图者是信号的发送端,地图作为信道,用户是信号的接收端。地图是信息交流和传输的工具之一,制图者把地理信息(如疾病数据)进行符号化绘制成地图,接收端的地图用户(企业人员、社会公众和政府部门人员)通过地图中的符号解读地图,信息传输过程从发送端到接收端,信息流向包括客观世界、地图制作者眼中的客观世界、地图产品、地图使用者、地图使用者眼中的客观世界。地图传输理论也是现代地图史的基础理论之一。在地图传输理论和模型中,强调的是"编码"和"解码"。

疾病制图需要考虑疾病的空间特征、时间特征和属性特征。其中空间特征描述的是疾病数据的空间几何特征、空间关联特征和空间分布规律。疾病的时间特征主要是指病的时间变化,回答"什么时间"和"多长时间"的问题,包括时间变化过程和时间变化规律等特征。属性特征描述的是疾病病例的数量、质量和分类特征,主要回答疾病的"是什么"和"怎么样"的问题,可以用定名表、定量表、间隔表、比率表来描述。属性特征表现内容包括空间分类、类型组合规律和数量指标特征等。空间数据与普通数据不一样,主要体现在维数不同、计算量不同、尺度不同、空间特征和拓扑关系不同。对疾病制图可以挖掘疾病的空间特征规则、空间区分规则、空间分布规律、空间分类规则、空间聚类规则、空间关联规则、空间演变规律、面向对象的知识和空间偏差型知识。采用的方法有基于概率论和空间统计学的方法、基于集合论的方法、基于机器学习和深度学习的方法、基于仿生物学的方法、基于地球信息学的方法、基于计算机理论的方法、基于几何学的方法。

2.2.4.1　点数制图法

点数制图法采用点符号来描述地理现象的数量特征、分布情况（瞿荣，2013）。它包括定位布点法和均匀布点法。定位布点法是按照地理现象的实际分布布点，反映地理现象的实际空间分布规律和流行趋势。均匀布点法属于统计方法，主要用来描述地理现象的数量特征，淡化其空间特征。点数制图法通过疾病的空间格局探测其分布情况，如聚集分布、随机分布和分散分布。点密度估计包括最近邻法和 Ripley 函数法。核密度方法通过核函数对空间位置拟合出光滑的表面，常用的核函数包括高斯核函数、二次核函数、四次方核函数、最小方差核函数等。如前面第 1 章描述的英国霍乱就是采用定位布点法，反映了英国霍乱患者的实际分布情况，进一步分析霍乱产生与周边水井之间的空间关系，最终发现污染源是水。

点数制图法中的"编码"采用地图符号来描述地理信息的数量、质量、特征，通过地图符号的大小、颜色、透明度等多种视觉变量来反映地理信息。"解码"过程中，用户通过图例来解读地图中的符号的内在含义，因此地图符号论应运而生。用户在解读地图过程中会涉及地图感受论，地图感受论研究的是用户如何更快捷更舒适地对地图进行"解码"。

疾病制图采用点数制图法应该选择疾病制图指标，根据专题地图制图要求，确定选题和制图内容，体现专题地图的综合性和系统性，其次选择制图的数据基础和地理基础，数学基础包括地图比例尺等，地图基础包括地图投影和地理框架。设计基本专题图的主题要素和图例系统，根据疾病数据的变化规律和流行趋势绘制专题图，疾病专题图的表示方法、色彩表达和图像符号的选择都需要考虑疾病数据和地理要素之间的联系，在制作专题图时，需要考虑整体的风格和总体效果，疾病专题地图作为统计地图的一种，需要反映内容主题，不同的主题采用色系、色调、色度不同。疾病专题地图也可称为可视化知识地图，统一制图与用图，把疾病数据转换为图形并调整效果，更好地去理解疾病数据的空间变化规律和差异性，充分调动用户的视觉思维。

2.2.4.2　分级制图法

分级制图法是根据不同行政区划单元内的疾病病例数据对整个区域进行分级，可以采用不同的颜色区别不同的数量级别，通常称为分层设色法，分级制图法又称色级统计法。如中国每个省的心脏病发病率图，深圳市每个街道的肝病发病率图。用分级制图法制图对数据的保密性高，但是对数据的隐私性要求不高,也就是说无须知道每个患者的具体的家庭住址,只需要知道患者属于哪个行政区划单元就行了。有时候由于疾病具有保密性和敏感性,没有经过患者的同意不能进行点数制图,而分级制图是一种通用的方法,尤其适用于慢性病和非传染性疾病。当然,分级制图法也能用于传染病如 SARS,埃博拉出血热,AIDS,H7N9 等。分级制图法具有易于保密、对数据要求不高等优点,但是只能显示区域之间的差异,并不能把具体的差距展示清楚,容易损失定量信息,只能进行定性描述和解释。

分级制图能够反映不同区域的疾病统计情况,利用颜色或者符号大小描述疾病信息的空间分布差异。分级制图包括等差分级制图、等比分级制图、标准差分级制图、分位数分级制图、自然裂点制图法、最优分级制图法等方法。分级中需要考虑统计量的分级方法和分级间隔,分级的要求是达到级与级之间差异最大化、级内部数据的差异最小化,分级能够增加地图信息的传输质量和效果。等差分级制图在统计年龄时较为常用,如 0～20 岁(不包括 20 岁,下同),20～40 岁,40～60 岁,60～80 岁,80 岁以上,采用等差分级来统计不同年龄段之间的疾病患者数量。等比分级制图常用于河流要素选择。大多数的疾病地图缺少数据中的隐含信息,如疾病密度图中,缺少统计区域单元个数、人口总数、面积总数信息,而这些信息在疾病制图和疾病空间分析中是非常重要的。美国经济学家洛伦兹提出一种基于洛伦兹曲线的地图分级方法,在研究国家或地区收入分配时取得很好的效果(韩嘉福,2009)。该方法在地图分级中分为以下步骤:①对各区域的人口数据、面积数据按照人口密度进行排序。②对各区域的人口数据、面积数据累加,计算按人口密度排序后的累加人口和面积。③计算人口和面积的累积百分比。④以第三步的变量为 x、y 轴建立平面直角坐标系。⑤将各区域的人口和面积累积百分比绘制在平面坐标系中,得到洛伦兹曲线。⑥对洛伦兹曲线进行简化,并选择分级间隔。⑦根据分级数目进行分级制图。该方法考虑了人口因素和面积因素,可操作性强,效果优于传统的分级制图,在疾病制图中也取得了不错的应用效果。

2.2.4.3　基于地统计的方法

简单的统计制图缺少统计学的显著性评价,基于地统计的方法能很好地消除疾病数据在地图上的随机性,更能揭示疾病分布的本质。由于疾病数据的非连续性,采用 GIS 技术对疾病信息进行可视化和空间分析需要考虑空间插值,空间插值模型和方法有很多,如反距离法、范围距离法、多项式法、样条函数法、径向基函数法等,插值法是利用疾病数据在研究区域内部的相似性来消除疾病数据的随机性,疾病与区域环境、气候、文化、社会经济状况存在联系,导致空间要素会表现出相关性,加上空间要素存在相互作用和疾病的传播扩散机制离不开时间和空间要素,疾病在地理分布上会呈现出空间异质性和空间相关性。而空间插值技术能够很好地解决疾病数据在地图上的随机性,能够合理地描述疾病数据发生的随机过程。

基于地统计的方法主要分为以下几步:①选择合适的制图指标。②探索性数据分析。③数据处理和数据变换。④选择变异函数。⑤克里金插值制图。⑥评价模型和制图效果表达。例如在城市区域的疾病制图中可以采取以下步骤:①选择疾病案例的发病率或者发病人数作为制图指标。②对疾病数据的分布情况进行探索性分析,分别对疾病的不同人群、种族、性别、年龄段进行分析,利用距离变异图、盒图、空间相关图、Moran 散点图、Gamma、G、Geary's C、Moran's I 作为手段和工具分析疾病数据的空间依赖、空间关联。③对疾病数据进行标准化处理,由于统计疾病的发病人数信息,缺少相对于行政区划数据的人口普查数据,简单的疾病数据的发病人数有时候会影响到疾病数据分析,需要对其进行归一化处理或者变换,然后再进行数据分析和可视化分析。④选择疾病数据的变异函数,乔治斯·马瑟伦提出的变异函数作为描述空间随机过程和随机事件空间相关性的统计量,也称为空间的方差,计算疾病数据的变程、基台和块金。⑤采用克里金插值制图对疾病数据进行可视化分析,该方法使得疾病数据突破点数据和面数据的限制,在整个空间区域对疾病数据进行可视化展示。⑥最后对疾病地图的模型和制图效果进行评价,然后对疾病制图的科学性进行解释,疾病制图不仅仅要回答 3W+2H(where、when、what、how、how many)的问题,更是为寻找为什么(why)提供了依据,为什么会产生这样的空间分布特征和规律,从地理因子中找寻地理危险因子,分析疾病的地理风险分布,厘清疾病的空间流行和传播机理,为如何采取更好的预测、预警、预防机制和防控保护措施提供决策支持和数据支撑,GIS 地统计分析方法在疾病数据分析中应用越来越广泛。

2.2.4.4 贝叶斯统计制图

传统的统计制图无法解决区域边界突变的问题,而贝叶斯统计制图采用"平滑"的方法对疾病数据进行处理,形成空间上连续的平滑的疾病地图,能够很好地弥补传统统计制图的不足。基于贝叶斯模型的统计制图成为空间流行病学研究热点之一。其中平滑方法大多基于地理统计学的基本原理,地理学第一定律强调世界上距离越近的事物相似性越高,反之亦然。平滑方法主要包括内插法、外插法。其中内插法有距离反比例权重(IDW)、克里金插值(Kriging)和序列知识模拟等。距离反比例权重根据距离确定权重,常用距离倒数或者距离倒数平方作为权重函数,该法简便可行,但是权重函数的选择对结果影响非常大。此外,距离反比例权重假设各个病例是相互独立的事件,具有均匀分布的特点和概率,但是实际生活中不同位置的病例会相互作用,如传染性流感等疾病会影响身边的人,病例之间存在空间交互作用,因此在选择距离反比例权重内插法时需要考虑疾病的空间相关性。陆应昶利用距离反比例权重方法对江苏省高血压病进行空间制图分析,发现高血压与吸烟比例有一定的关系,且经济发展越好、受教育程度越高,高血压患者越多,这也在一定程度上印证了高血压属于"富贵病",高血压与个人生活习惯和饮食有关(陆应昶,2004)。张志杰等学者利用贝叶斯统计方法估计贵池血吸虫病的相对风险程度,形成了平滑且连续的血吸虫疾病地图。克里金插值算法是利用变量的空间自相关性进行空间局部插值和估计,该方法不仅考虑疾病数据的空间相关性,还考虑疾病数据之间的空间异质性,成为空间分析中的经典方法之一。克里金插值算法利用了疾病数据的空间信息对疾病进行平滑制图,且生成疾病预测值的方差图,对疾病预测模型的不确定性进行分析,且方法满足二阶平稳性,对疾病数据属于非平稳变量的估计效果较好。序列指示模拟(SIS)是把克里金和蒙特卡罗两种方法结合起来对空间变量进行局部平滑的过程。在研究区域生产等概率的病例,反映疾病数据的空间异质性引起的不确定性,常用于人类健康的概率风险评估。

空间移动平均模型(SMA)对疾病数据进行空间平滑,转换成空间上的连续性,采用标准化死亡率进行疾病制图消除了个体观测值的偏差和空间依赖,疾病数据中随机噪声会对疾病制图产生很大的影响,该方法很好地解决了空间流行病学中疾病数据的随机性和空间相关性。Mohanmad 利用 SMAR 研究孟加拉国的霍乱发病情况与地理危险因子,该方法降低了病例个体效应的影响。核估计通过对邻近区域的变量进行修正,减少了小区域数据的不稳定性引起的疾病制图误解,主要是选择核函数和确定最优解,核函数要根据疾病数据的空间分布情况选择,常用的包括均匀核函数、高斯核函数等,最优解选择交叉验证、拇指法则、内插法等。还有一种等密度投影能够消除人口密度的空间异质性影响,以地理数据而不是以行政区划进行制图,避免了人口因素造成的发病率不稳定性。多项式趋势面模型利用多项式构建二维曲面预测疾病的空间分布趋势,采用回归分析方法进行拟合趋势面适用于大范围的疾病预测和相关地理风险因子探测,不适合小区域预测和空间分析,趋势面分析与疾病真实空间分布的差异体现在随机噪声、样本混杂性、样本选择偏倚等方面,应该考虑疾病数据的边缘效应和尺度效应。贝叶斯平滑包括分层贝叶斯、经验贝叶斯两种平滑方法。其中经验贝叶斯根据已知的数据设定模型,获取后验分布,然后根据后验分布估计模型的参数,黄秋兰和许碧云等学者利用经验贝叶斯方法对乙型脑炎的气象因素和小区域非传染病患病率进行分析。分层贝叶斯对经验贝叶斯进行改进,利用后验分布均值估算参数,改善了经验贝叶斯参数的不确定性,贝叶斯参数的误差可以通过后验方差和马尔科夫蒙特卡罗模型的方法进行衡量,该方法计算量大,且要通过敏感性分析保证结果的稳定性,先验分布常为均匀分布、高斯分布、伽马分布、t分布和半柯西分布等,应用领域也越来越广泛。

"内插"和"平滑"方法如不估计方差,容易产生过度平滑的现象,有学者建议在贝叶斯共同成分模型加入跳跃结构消除过度平滑问题,贝叶斯模型和地统计方法在疾病制图中各有其优缺点,需要结合疾病数据的实际情况选择合适的模型分析和研究空间流行病学。

疾病数据的空间效应和行政区划单元内人口数量的巨大差异导致传统的制图指标不稳定,顾及时空特征的贝叶斯模型能较好地解决该问题。贝叶斯模型包括层次贝叶斯模型和时空贝叶斯模型。其中传统的贝叶斯考虑同一层次中因素之间的关系,层次贝叶斯模型通过引入概率分布和空间相关性,对先验信息进行统计推断,考虑疾病数据的不确定性和空间关系,关注的不是层次因素之间的关系,而是各个层次中各个因素背后的因素,称为原因的原因。层次贝叶斯模型常考虑疾病数据的分布模型,常见的有泊松分布、正态分布和二项分布。泊松分布是疾病制图中常用的模型之一,描述随机事件在单位空间和时间内发生的次数,疾病数据的平均值包括小区域内单元人口的影响和子区域的风险系数。空间权重矩阵能够反映疾病数据之间的空间相关性,且疾病数据在空间中的交互方式多样化,需要建立时空交互模型来逼近疾病真实情况,常见的空间关系描述包括反距离、固定距离、邻接关系和 Delaunay 三角形。对层次贝叶斯模型的评估可以用传统的方差、均方差和标准差,但是这些评估系统受到样本数据的影响较大,可以采用 AIC、BIC 和 DIC 来评价模型。AIC 是赤池信息准则,综合考虑残差平方和和最少自由参数;BIC 是贝叶斯信息准则,考虑观测数和模型参数之间的关系,倾向选择参数较少的模型;DIC 是偏差信息准则,是 AIC 和 BIC 的泛化模型。

层次贝叶斯模型考虑到了疾病数据的空间分布特征,考虑了疾病数据的空间相关性和空间依赖性,可以称之为贝叶斯空间模型,但是疾病不仅仅受到空间因素的影响,还会受到时间变化的影响。对层次贝叶斯模型进行扩展可以得到贝叶斯时空模型,即在层次贝叶斯模型中引入时间维度,考虑疾病数据的时间相关性和时间依赖关系,不仅可以分析疾病数据的空间分布特征,还能掌握疾病的时间变化规律。基于贝叶斯时空模型的统计分析能从时间和空间多个维度分析疾病分布特征和规律,揭示疾病的潜在风险,对疾病制图进行平滑处理。目前贝叶斯时空模型在犯罪、公共卫生、结核病、英国入室抢劫等领域都有应用,该模型考虑时空交互作用能识别疾病风险的冷点和热点区域,探测疾病的时空变化规律,进一步为政府部门决策和社会公众的疾病防控提供参考依据。

2.2.4.5 存在问题

空间流行病关注的数据主要有点数据和面数据,点数据是病例事件个体数据,面数据是不同级别行政区划或者格网区域汇总数据。疾病制图和空间分析研究是对人口数据、个体特征、疾病迁移、环境因子和个人健康情况数据的研究,但是在实际情况中往往很难有上述全体研究资料,数据往往不是缺少这个,就是缺少那个,从而导致空间流行病学研究数据的不完整。但是不能因为数据的不完整性而不开展研究工作,在研究过程中必须采用科学的研究方法避免数据的不完整性,以群体和区域的空间分析研究应该转向基于病例个体的研究,分析疾病病例个体的特征并建立起时空变化模型。因此疾病制图常常采用的就是点数制图法和分级制图法,但是大气污染、PM 2.5、PM 10、碳排放量、电磁场、核辐射、温度、湿度、光照量等因素在空间上表现出连续变化的趋势,因此在探索地理危险因子时需要生成等值线地图。疾病制图大多数是基于描述性的空间分析,缺少从疾病的病理学和生态学开展研究疾病和相关的生活环境及生活习惯之间的关系,一方面缺少地理相关数据,另一方面地理相关分析需要建立地理模型,且需要大量的计算。采用贝叶斯时空模型也缺少地理相关数据的分析,从疾病的时空分布挖掘其规律,不能发现疾病的真正病因所在,这也是今后地理学和地图学研究的努力方向所在。

疾病制图能够在一定程度上反映疾病的地理分布情况,但是需要采用合适的方法来表达疾病数据,否则会适得其反。疾病制图受制于疾病数据本身的随机性和非平稳性。一方面,疾病暴发具有偶然性,决定了疾病数据的随机性,另一方面,疾病暴发具有特定的原因,决定了疾病数据与时空有关,但是具体的时空因子还需要结合其他数据进行相关分析或者回归分析进一步确认,加上疾病数据的收集过程需要很长的时间,对于单一的疾病,医生能够对症下药,但是对于地理空间分析来说是没有统计意义的,不具有显著性。空间统计基于大量的疾病数据,分析其空间模型和分析方法在公共卫生领域的应用。

分区统计地图的分段选择是随机的,在解释时需要更加谨慎细心,考虑更加充分。分区统计制图在区域内部表现为均一性,而在边界处表现出突变性,是非连续的,不符合现实世界中的疾病发生率和其他地理危险因子连续分布的关系。而且分区统计制图采用的是行政区、人口普查区、国家区划等,疾病发病风险很容易受到分区的影响,分区的形状和面积也会影响疾病制图的解释,面积大的区域会主导视觉感知,而面积小的区域可能会被忽视,而在疾病制图研究中,关注小区域疾病制图更能发现其地理危险因子和致病因子,如中国 80% 的人口在东南区,而西北区占用了 80% 的面积,在研究中往往更加关注的是人口众多的东南区域,在制图中西北区域得益于面积大的特点往往会产生较大的视觉感知。

2.3　空间分析

2.3.1　空间分析定义

对于空间分析这个概念,目前还没有一个统一的定义,不同的学者专家在不同的领域有不同的定义。Robert Haining 认为空间分析是对地理对象和地理信息进行分析的一门技术(Haining,1994)。李德仁对于空间分析给出以下的定义:空间分析是从地理目标之间的空间关系中获取新的知识和信息(李德仁等,1993)。郭仁忠从信息传输论的角度认为空间分析是基于地理对象的位置和形态特征的空间数据分析技术,其主要目的在于提取和传输空间信息,空间分析分为空间位置分析、空间形态分析、空间关系分析、空间分布分析和空间相关分析(郭仁忠,2001)。王劲峰认为空间分析是对空间过程的分析、模拟、预测和调控的基础理论和关键技术研究(王劲峰等,2000)。不同的专家对于空间分析的理解不一样,其侧重点也有所区别,但是其本质都是对地理空间信息进行分析、处理和操作,从空间的角度来对地理对象的分布、形态进行描述和分析,其目的在于挖掘空间新知识和隐藏的信息。空间信息技术是以"3S"为基础,以计算机技术作为支撑,用于收集、管理、存储、处理、分析、显示、传播和应用与地球和空间有关的数据的一种高新技术。当今时代,人类社会已经进入全球化、移动互联网络化的新经济时代,随着科学技术的不断进步和空间信息技术的日渐成熟,加之历年来医疗机构存储的大量流行病数据有空间化的需求,疾病制图分析将会成为空间分析的一个热点和焦点问题。

空间分析技术是分析具有空间属性的地理事物之间的联系与差异,是对空间信息进行认识、解释、预测和调控的重要技术,其主要目的是获取并传输空间信息,主要任务包括空间信息的获取、空间现象的解释、空间事物与现象的发展和预测、空间规划决策和调控(刘耀林,2007)。随着地球空间信息技术的发展,空间信息获取发生了根本性的变化,空间信息数据量增长迅猛,数据的质量也发生了巨大的变化。空间分析技术也日趋成熟,其应用领域也从测绘领域扩展到更广泛的领域(李德仁,李清泉,2001),包括生态环境、公共卫生(武继磊等,2003)、土壤评价(严加永等,2007)、大气污染(赵伟等,2008)、抗震救灾(李德仁等,2008)、社会经济等领域,展现出了非常广阔的应用前景。空间分析是实现空间思维的工具,而空间思维也是空间分析的目标,空间分析的结果为政府、社会公众提供指定决策的科学依据。

空间分析来源于两大基础学科,即地图学和地理学,其发展过程中的侧重点也不一样(刘耀林,2007)。地图学家对空间分析侧重于空间图形图像分析和空间数据分析,1854 年,英国麻醉医生 Snow 利用地图分析找到了伦敦霍乱流行的原因,是地图学者利用空间分析的代表作,经过这么多年来国内外学者的研究发展,空间分析形成了空间关联分析、空间聚类分析、小波分析、分形分维、不确定性分析、空间知识发现、空间数据挖掘等技术,并且在数字城市、城市规划、土地资源管理与规划等众多领域得到了广泛的应用。而地理学家偏重于空间过程的建模分析和机理研究。地理学家从开始对单一类型发展到二维或多维的空间随机分布现象空间分析和建模,1967年,Matheron 提出了地统计过程建模和分析的方法和思路,随后 Kriging 方法也被提出。后来 Cliff 和 Ord 的《空间过程:模型与应用》为现代空间分析理论的形成打下了坚实的理论基础。国内外比较有名的著作有《空间分析入门》(Unwin,1981)、《社会与环境中的空间数问题》(Haining,1994)、《GIS 环境下的空间分析》(Goodchild,1994)、《空间分析》(郭仁忠,2001)、《空间分析建模与原理》(朱长青,史文中,2006),早在 1998 年,美国 UC-GIS 也把空间分析列为 GIS 届的十大问题之一。现在空间分析理论基本成熟,空间分析方法也多了起来,包括多元统计、地统计、空间机理动力学、人工智能、复杂系统等建模方法,专用的空间分析技术平台流行软件 Arc-GIS、SAS、SatSCan、GeoDa、SPSS、MATLAB 也相继推出。虽然地理学者和地图学者研究的出发点不同,但是研究对象是一致的,都是空间过程,采用的空间过程数学模型、空间信息分析方法、知识发现、数据挖掘技术等最终可以融合成统一的空间数学(Spatial mathematics)(王劲峰等,2005)。

2.3.2 空间分析方法

空间分析主要是通过描述空间要素现象,解释地理现象的呈现机理,并对地理现象构建模型进行预测,为政府部门决策提供辅助支持。GIS 的空间分析功能和方法如图 2-1 所示。空间分析大致可以分为几何分析、地形分析、栅格分析、网络分析和空间统计分析。每个小方向又包含若干个分析模块。例如空间统计分析中包括预测模型分析、主成分分析、聚类分析、判别分析、层次分析和趋势面分析。其中预测模型分析还有很多种模型,包括时间序列模型、指数平滑模型、二次曲线模型、灰度预测模型、贝叶斯网络模型等。GIS 空间分析的功能强大,针对不同的数据特点,可以采取适合该数据特点的分析方法。

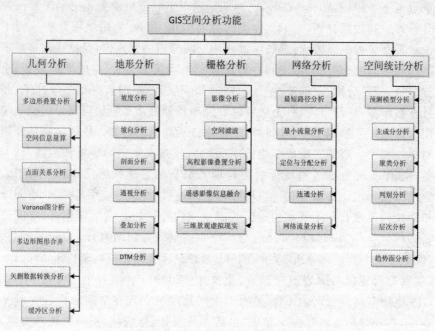

图 2-1   GIS 空间分析功能和方法

空间信息表达指的是空间信息的范围、内容和结构以特定的方式呈现给读者,用数字、文字、图形、图像等各种方式表达空间信息的数量、质量、类型、分布情况、联系和规律。可以用地图可视化、GIS 可视化方法以及 AR、VR 等新型手段来表达空间信息。常用于构建的 GIS 空间表达有反距离、距离边界和无差别距离等方法。其中反距离指的是空间要素之间关系随着距离的增加相关性会逐渐下降,距离越长,空间要素的相关性越弱,距离越短,空间要素的相关性越强,如核辐射对周围居民的影响就会随着距离的增加而减小。距离边界指的是空间要素的相关性在某一距离边界内有效,超过这一距离边界空间要素就不再相关,如河流对附近居民的影响有一定的范围。无差别距离把反距离权重和距离边界结合起来。另外还有面邻接、K 最近邻域、Gabriel 图、Delaunay 三角测量等。

地理加权回归分析和地理时空加权回归分析能解决疾病数据的非平稳性。地理时空加权回归分析考虑了时空非平稳的,把时间特征和空间特征作为回归预测的影响因素,对于认识疾病数据的时空演变规律有重要意义。1996 年 Fotheringham 提出一种基于地理加权回归的最小二乘法的光滑制图思想(Fotheringham,1996),Paez 提出了地理加权回归分析的最大似然估计和假设检验法(Paez A,2002)。2009 年,Wheeler 和 Waller 提出基于地理加权回归的贝叶斯回归模型,能在一定程度上减少回归系数方差和不确定性,但是需要计算先验方差,并且该模型能够解决多重共线性问题,提升模型的可扩展性(Waller,2009;Wheeler,2009)。卢宾宾提出了一种新型的非欧氏距离的地理加权回归模型对伦敦房价进行预测,取得了较好的效果(卢宾宾,2014;卢宾宾,2015)。Zhang 提出了一种局部线性 GWR 模型,增强了地理加权回归模型的抗粗差能力,能够反演回归系数(Zhang H,2014)。地理加权回归模型在社会经济学、城市地理学、气象学、生态环境学、农业等多个领域如 NO 污染、城市房价预测、血吸虫病、山体滑坡等都有应用,并且该模型能够改善空间非平稳性,取得了较好的成果(Yu X 等,2016)。Brunsdon 提出一种混合加权回归模型,并且利用上海房价进行验证,该模型拟合效果较好,且参数估计鲁棒性更加稳定,进一步验证了该模型在房价预测上的可行性。

地理加权回归模型只考虑了空间特征,并没有对地理现象的时间特性加以考虑。Huang 提出了一种顾及时间特征的时空地理加权回归模型,不仅考虑回归系数的空间变化情况,还顾及时间变化,该模型中时空核函数是关键。张金牡等人利用该模型对深圳房价进行统计分析,得出各类因素对房价的影响遵循时空变化规律,与 OLS 和 GWR 模型对比,更具优越性。学者 Chu(中国台湾)利用该模型研究 PM 2.5 数据发现,时空地理加权回归模型比地理加权回归模型效果更优(Chu H J 等,2015)。虽然该模型得到了研究者的广泛关注,也取得了一定的研究成果,但是在多重共线性方面研究较少,多集中在应用领域,考虑时空非平稳性和空间自相关性的理论研究较少,且该模型无法直接利用 OLS 估计方法,时空核函数的研究还有待进一步挖掘。

针对城市疾病制图和空间分析,主要的研究方法包括空间统计分析

(Spatial Statistic Analysis)、探索性空间数据分析(Explore Spatial Data A-nalysis,ESDA)、时空聚集性分析(Spatial-Temporal Clustering Analysis)、相对风险分析(Relative Risk Analysis)、重心迁移分析、时空扫描统计量法等。

2.3.2.1 空间统计分析

传统的统计方法包括单因素分析方法、多因素统计分析方法。单因素分析方法研究区域内发病率、患病死亡率、发病人数与空间污染指数、社会经济发展指数的相关性。常用相关分析、F 检验、显著性检验、t 检验验证其相关性。多因素分析包括对应分析、回归分析、主成分分析、聚类分析、时间序列分析、广义相加模型等。对应分析用二维数据矩阵分析疾病与多个因子之间的关系,如分析胃病死亡率与城市居民食品摄入量(包括米、油、盐、糖等多个对应因子)之间的关系,属于一种多元统计方法。回归分析是建立两个及以上的变量线性关系的方法,y 作为自变量,x_1、x_2……作为因变量,建立自变量和因变量之间的回归方程,并且求解出系数。主成分分析(PCA)通过对多个变量进行变换,选择少数几个重要的变量,达到降维的目的,例如疾病与一百多项指标都有联系,需要选择少数几个重要的指标而忽略其他的大多数指标就是主成分分析的任务,通过压缩指标达到简化相关性,做到有所为有所不为。聚类分析是把事物性质相同的归为一类,事物性质差别较大的归为不同类别的分析方法。常见的聚类方法包括模糊聚类、动态聚类、K 均值、K-MEDOIDS 等方法。时间序列是结合自回归模型和移动平均模型的思想,来预测未来疾病的发病趋势。广义相加模型采用非参数方法拟合模型,并对模型进行相加。

空间统计学是专门分析空间信息的统计方法,其主要思想是空间中邻近的现象或信息比相隔较远的现象或信息具有更高的相关性,空间统计是通过地理位置的关系建立空间关系模型。空间统计学最早由 Krige 和 Sichel 用来帮助计算采矿的矿藏量,随着计算机技术的快速发展而渗透到如地理学、气候学、人类学、经济学、流行病学等其他行业和领域。美国 1993 年曾把空间统计学列为 27 个重要的研究方向之一。空间统计学应用领域非常广泛,包括大气、生态、海洋、流行病、环境等,任何领域的资料与地理位置相关,都可以采用空间统计学进行研究。传统的统计学通过数据只能了解事物的单一特性,并且变量带有随机独立性的特性,而根据空间数据可以了解地理现象的不同方位的详细特性,这是空间统计学优于传统统计学的地方,空间统计学从根本上改变了统计观念。空间统计学中空间自相关的研究工具和方法包括 Moran's I 指数、变异函数、热点探测 G、空间分析局部指数 LISA(Local Indicators of Spatial Association)、SatScan、空间插值(克里金插值,Kriging)、空间回归分析(Spatial Autoregression Analysis)、地理权重回归 GWR、空间贝叶斯层次模型(BHM)、贝叶斯最大熵(BME)等。针对空间分异的研究也有王劲峰提出的地理探测器统计,有分层样本的 MSN、样本有偏的 Bshade、SPA 模型、三明治(Sandwich)模型等。利用地理探测器探测空间分异和因子、空间交互作用、地理危险因子、生态探测,并能进行显著性检验。王劲峰等人利用地理探测器分析新生儿畸形的空间变异规律及地理危险因子识别,发现水文流域变量在空间格局中影响最大,而且与其他变量存在着显著差异。地理探测器可用于公共健康、生态环境、大气污染、区域经济、考古、气象、遥感等多个领域和学科,其研究尺度也可以从国家宏观尺度到省市中观尺度到乡镇的微观尺度,应用领域非常广泛,并且在胡焕庸线的研究中得到证明。传统统计学和空间统计学的主要差异如下所示。传统统计学研究对象为纯随机变量,变量按照某种概率分布;而空间统计研究对象为区域变化变量,它的随机变化与地理空间位置有关。传统统计学的变量可以通过大量重复观测进行试验,而空间统计学研究的变量不可以进行重复试验。传统统计学的抽样必须独立进行,而空间统计学的区域变量是在不同的空间位置抽样,具有一定的空间相关性。传统的统计学关注变量的数字特征,而空间统计学更加关注的是区域变化的空间分布特点。空间统计模型大致可以分为地统计模型、栅格空间模型和空间点分布模式、空间面分布模式、空间插值分析、空间回归分析、时空交互模型等。

空间统计方法包括统计描述和统计推断两大类。空间统计描述包括中心化指标、凸壳、密度指标等。空间统计描述性信息包括地理现象或地理事物的空间分布平均均值、空间密度分析、空间分布情况(随机性、聚集性、均一性等)。而空间统计推断包括空间自相关、空间插值分析、空间回归分析、流行病学标点制图法等。空间自相关描述的是同类地理现象或地理事物的关系,空间回归分析描述的不同类别的地理现象或地理事物之间的关联关系,流行病学标点制图法是用制图的方法分析地理现象或地理事物的空间分布差异性和非平稳性。

空间疾病统计主要研究稀有疾病和非传染性疾病,我国的疾控中心关注更多的是传染病的防控。由于缺少疾病数据信息,我国非传染性疾病空间模型研究非常少。卫生部门调查数据显示:我国癌症发病率明显上升,城市癌症死亡率也逐年上升,恶性肿瘤已经成为我国城乡居民的首要死亡原因。随着人们生活水平的不断提高,不良生活习惯的养成,肝病(急性肝炎、慢性肝炎、肝癌)严重影响着人们的生活,中国近有 3000 万肝病患者,肝病对人的健康危害非常之大。第三次全国死因调查为空间疾病统计提供了详细宝贵的数据信息,将极大地推动我国空间疾病统计的研究和应用。

2.3.2.2　探索性空间数据分析

探索性空间数据分析(ESDA)是解释与地理空间位置相关的空间依赖、空间关联和空间自相关的地理现象,强调的是探索、确认、综合、表示,是地图可视化理论的主要研究内容。

探索是把所得的数据转换为图像图形图表的形式,根据图像图形图表提出假设。确认是检验探索阶段提出假设的合理性,与图像图形图表进一步互动的过程。综合是把确认阶段的假设进行验证,并归纳总结得出最终结论。表示是把最终的结论再次以图像图形图表或者文字的形式展示出来。

Anselin认为探索性空间数据分析是空间数据统计和空间分析方法的集合,主要是描述数据的空间分布和可视化表达,识别空间数据中的离群值,检测地理现象或事物的空间聚集性,展示地理数据的空间分布结构,揭示地理现象之间的空间相互作用机制(Anselin,1992,Anselin,1988)。

探索性空间数据分析包括空间数据的直方图分析(Histogram Analysis)、QQPlot图分析、趋势面分析(Trend Analysis)、Voronoi图分析、半变异函数/协方差云(Semivariogram/Covariance Cloud)和交叉协方差云(Crosscovariance Cloud)等。该方法在自然灾害的空间分布、流行病的空间分布、经济活动的空间分布、犯罪事件的空间分布和聚集研究中被广泛使用(张学良,2007)。

直方图分析是对现有的数据进行分级分段处理,通过柱状图对疾病数据进行分级操作,统计不同级别中的疾病发病数,可以观测到疾病数据的分布情况和趋势。直方图很直观地给出了不同级别不同阶段疾病数据的分布情况。有时候直方图不能很好地表达疾病数据的分布情况,可以通过数据变换(如取对数)等方式了解疾病发病的空间分布格局和态势。

QQ Plot图是正态分位数图,用于描述一组数据是否符合正态分布,数据越接近直线,则越符合正态分布,越扭曲,则越不符合正态分布。正态分位数可以用excel中的NORMSINV来计算。正态分布常用于医学研究,如学生的身高、红细胞数、实验中的随机误差等,如果呈现正态分布,则属于正常的,如果呈现偏态分布,则属于异常,需要寻找其原因。

趋势分析是描述疾病数据在空间上的总体变化规律,使用疾病数据拟合成空间分布的数学曲面,生成趋势面的过程要突出整体特点,忽略局部差异。通过趋势分析能够准确地进行表面插值预测分析。

　　Voronoi 图也称泰森多边形,使用聚类和熵的方法生成的泰森多边形由多个多边形组成,多边形内的点到对应的离散点距离最近,可用于寻找疾病数据中的离群值,熵是物理体系中混乱程度的度量单位,物理体系越混乱,整个熵值越大,物理体系越有序,则熵值越小。爱因斯坦认为熵是整个科学界的第一法则,而且熵是在不断增大的一个过程。

2.3.2.3　时空聚集性分析

　　疾病聚集分析可以分为全局聚集分析和局部聚集分析。全局聚集分析只需分析疾病的聚集性,不需要考虑聚集区域的具体位置;而局部聚集分析就需要研究聚类的局部结构,并确定聚类发生的具体位置。疾病聚集性探测可以分为时间聚集性分析、空间聚集性分析和时空聚集性分析。时间聚集性分析是分析疾病在时间段上的聚集程度,空间聚集性分析是从空间区域分析疾病的聚集性,时空聚集性分析是从时间和空间的角度来研究疾病的聚集点,包括聚集时间段和聚集区域。聚集分析还包括对疾病的相关性分析(Ord,Cliff, 1973, Cliff 等, 1981, Goodchild, 1986)。诺顿等人分析了美国爱达荷州的呼吸道疾病聚集性与尘埃多的区域之间的相关性,发现PM 10 浓度越高的区域,呼吸道疾病发病率也随之上升(Norton,Gunter,1999)。Sun 利用空间自相关分析和空间扫描统计量方法探测肝癌在小尺度小区域的分布模式,并假设水污染在肝癌的发病和聚集区域有着重要影响,用实验进一步证明了水污染与肝癌病例的相关性(Sun 等,2015)。

　　疾病时空聚集特征分析是城市流行病学中重要的研究内容之一,疾病的聚集分析是检测和监视公共卫生疾病模式的重要工具之一。疾病的聚集特征研究方法可以分为全局型、局部型和焦点型研究。疾病的空间聚集性是指在某些区域内疾病发生的危险性明显高于其他区域,聚集性的原因有可能是传染性致病因子的存在,也有可能是潜在的危险因素。聚集性分析的具体方法和判断规则如表 2-1 所示。

表 2-1　聚集特征分析的具体方法和判断规则

聚集性研究方法	具体方法	判断规则
全局聚集性	样方分析法	基于空间密度的方法,用规则网格覆盖整个研究区域,并且计算每个网格中的总数,然后与完全随机分布比较并判断是否存在聚集性
	最近邻分析法	基于空间距离的方法,将最近的病例点的平均距离与随机模式下的最近邻距离比较来判断空间聚集性
	Riphey K 函数法	以病例所在的位置为圆心,以某个距离为半径,统计圆内的平均病例数,再除以疾病密度
	Cuzick-Edward 法	用病例数和对照数来统计离每一个病例最近的 k 个点中病例的数量,将统计的总数和 MCMC 模拟的完全随机分布模式下的数比较,判断空间聚集性的强弱
	全局空间自相关分析法	用于分析区域数据的统计指标的空间自相关性,如果空间自相关较强,表示高高相关或者低低相关。主要有 Moran's I,Geary's C,Getis's G(d) 三种指数来衡量空间自相关性
	Tango 最大超额事件检验法	计算超额事件的加权和,对于位置较近的区域给定较高的权重,较远的区域给定较低的权重
局部聚集性	空间扫描统计法	建立圆形活动窗口对整个研究区域进行扫描,让圆心不断变化,对于某个具体的位置,圆的半径不断增大到某个指定的上限值为止,根据随机分布模型计算窗口内和窗口外的统计指标的差异,采用 MCMC 方法检验似然比
	Besag-Newell 法	定义一个固定的病例数,再以发生病例的每个区域为中心,按照距离的远近收集邻近区域的病例,计算满足条件的累计病例数的区域数,所需的区域数越少,空间聚集性越大
	聚集性评价排列组合法	为每个区域建立一个圆形窗口,窗口内的人数为预先固定的常数,根据病例数的不同来判断疾病可能的聚集位置,最后根据 MCMC 模拟方法来评价其显著性
	局部空间自相关分析法	和全局空间自相关法对应的有局部 Moran's I,局部 Geary's C,局部 Getis's G(d) 三种指数来衡量空间自相关性。
	任意形状空间扫描统计法	扫描窗口不再局限于圆形,可以是任意形状的扫描窗口、线性聚集、沿着河流道路等周围的窗口、矩形扫描窗口、三角形扫描窗口、菱形扫描窗口

续表

聚集性研究方法	具体方法	判断规则
焦点空间聚集性	Stone 检验法	将区域按照点源进行排序,无效假设相对危险度在整个研究区域为一常数,备择假设是随着距离增大而相对危险程度下降,最后用似然比进行检验
	Lawson-waller 得分检验法	最大功效检验,最后通过 MCMC 检验疾病聚集的显著性
	Diggle 检验	使用异质泊松空间点过程模型描述疾病的空间分布,用非参数核方法估计,并描述疾病的相对危险度和离点源的距离之间的关系
	方向得分检验	根据不同的方向来计算研究区域的相对危险度得分来判断空间聚集性

　　疾病空间聚集性在公共卫生领域的研究和应用越来越深入,目前疾病的空间聚集性研究主要应用在传染性疾病的研究,如高致病性禽流感、血吸虫病、麻疹,也有应用于慢性非传染性疾病的研究,如高血压、婴儿出生缺陷、缺铁性心脏病、肝炎、结核病等。研究表明,无论是传染性疾病还是慢性非传染性疾病,在时间、空间上都有独特的时空分布模式,并非完全的随机分布或泊松分布,具有一定时间或空间上的聚集性,因此,对于传染病或者慢性非传染性疾病表现出来的时空聚集性进行研究,可以为疾病的病因学研究提供线索,也可以进一步评价、控制和预防不同时期、不同区域的疾病的流行和暴发。结合时空扫描量法和空间相关性讨论疾病的时空聚集性,为进一步探索疾病的影响因素以及针对性制订疾病的预防控制措施和优化卫生资源配置提供科学的理论依据。

　　扫描统计量通常是用来测试一维的点过程是随机分布还是聚集分布,扫描统计方法主要有三点:①空间扫描统计探测多维点过程的聚集情况。②扫描窗口的区域可以进行不断的调整。③基线的过程可以是任何非齐次泊松模型和伯努利模型,其强度和一些已知函数成正比,扫描统计的主要目的是检测点过程聚集情况。扫描统计方法通常用在空间流行病学领域,在其他一些领域也有应用。扫描统计方法又分为时间扫描统计量方法、空间扫描统计量方法和时空扫描统计量方法三种。

　　时间扫描统计量方法用于分析流行病在时间上的聚集情况。在整个观察时间段 T 内发生的总病例数为 N,确保每个病例发生的时间都是正确的,定义时间扫描窗口 s,s 可以自己设定长度,从时间点 $t(0 \leqslant t \leqslant T)$ 进行扫描整个时间段 T,记录每一个窗口下病例数的最大值 Ss,也就是时间扫描统计量。通过比较 S_s 和扫描窗口的时间长度内的总病例数来判断是否存在时间聚集性。时间扫描方法示意图如图 2-2 所示。

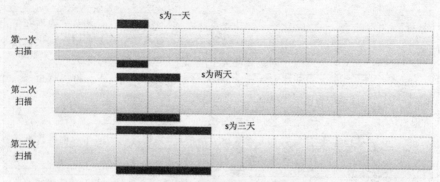

图 2-2　时间扫描统计量方法示意图

空间扫描统计量方法用于空间聚集的探测,以及对事件的早期预警,并进行统计学检验。空间扫描统计是建立圆形活动窗口对整个研究区域进行扫描,让圆心不断变化,对于某个空间位置,圆的半径不断增大到某个上限值,根据随机分布模型计算窗口内和窗口外的统计指标的差异,最后采用马尔科夫链蒙特卡洛(Markov Chain Monte Carlo,MCMC)方法检验似然比。空间扫描统计量方法主要有以下三个优点:第一,考虑了在整个研究区域内患病风险的人口存在随机分布;第二,不需要预先判断聚集区域的范围和位置,便可探测到疾病实际上聚集的范围和位置;第三,对于探测到的疾病聚集的范围和位置,可以进行统计推断,判断该聚集是否为随机偶然的。

空间扫描统计量方法是由哈佛大学教授 Kulldorff 提出的,其主要步骤如下,其空间扫描示意图如图 2-3 所示。

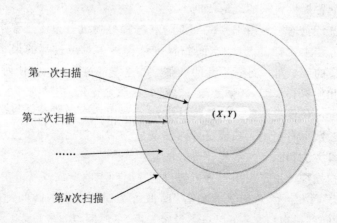

图 2-3　空间扫描统计量方法示意图

首先,为了确保搜索窗口在整个研究区域内移动,假设搜索圆心有 n 个,搜索半径为 r,并以 $1,2,\cdots,n$ 个点依次为圆心,r 为搜索半径进行搜索,列出全部的有可能发生疾病聚集的候选区域。

然后,利用各个疾病聚集候选区域的已知患者数和有可能患病的风险人口数,计算每个候选疾病聚集区域的似然比值。在计算似然比值时,假定至少存在一个候选疾病聚集区域的患病风险要高于该区域外的患病风险。具有最大似然比值的候选疾病聚集区域就是最大可能性疾病聚集区域。

最后,利用 Monte Carlo 模拟方法对上一步探测到的疾病候选区域进行统计学的检验,计算 P 值。如果 P 值小于设定的阈值,则该区域存在疾病聚集,否则聚集是随机偶然的结果。

时空扫描统计量分析法用于探测统计量在时间和空间上的聚集性。扫描窗口也由空间扫描统计量的圆形变成了圆柱或者是椭圆柱,圆柱的底面代表在空间上的扫描区域,圆柱体的高代表在时间上的扫描时间段。首先,在研究区域内选择一个点作为圆柱体的扫描圆心;然后不断地增加扫描半径和高度,对整个研究区域的时间段和空间区域进行扫描,直到达到预测的最大扫描窗口,随着扫描窗口的不断变化,可以计算扫描窗口内外的病例数目和预期病例数,并计算似然比,和空间扫描统计量一样,利用蒙特卡罗模拟法计算 P 值并判断是否存在聚集性。其时空扫描统计量示意图如图 2-4 所示。

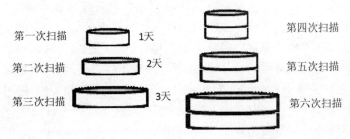

图 2-4　时空扫描统计量方法示意图

扫描统计模型主要有伯努利模型、离散泊松模型、时空排列模型、多项式模型、有序模型、指数模型、正态模型和连续泊松模型。

连续泊松模型只能在纯空间数据分析中应用,用圆形扫描窗口对整个研究区域进行扫描,并且不断地改变圆的半径,直到半径达到指定的最大值为止。现阶段 SatScan 软件还只提供了圆为扫描窗口,其圆心在指定的坐标文件中,如果提供了可选的格网文件,圆就由指定的格网所代替。连续泊松模型还没有提供椭圆窗口进行扫描统计分析。对于统计数据,有三种不同的概率模型:离散的泊松模型、伯努利模型、时空排列模型。有序模型和多项式模型是为分类数据设计的,不管数据内部有没有内在的固有的顺序。有两个概率模型适用于连续性数据:正态模型和指数模型。后者主要针对生存类型的数据,对于连续扫描统计只有齐次泊松模型。离散泊松模型是运行最快的模型,而正态模型是最慢的模型。在离散泊松模型和时空排列模型中,协变量可以根据病例文件和人口文件进行多次的调整;在正态模型中,能对病例文件中的协变量进行调整,但是仅仅局限于纯空间扫描统计量分析;在伯努利模型、有序模型、指数模型和正态模型中,协变量可以通过多个数据集进行调整,这限制了可以定义的协变量种类的数量,还可以通过回归分析进行预处理调整。所有的离散概率模型都可以用于个人位置数据和聚合数据。在离散泊松模型中,人口数据只需要在指定的时间点,然后根据内插算法计算。即使进行纯空间扫描统计量分析时也需要指定人口时间。无论采用哪种模型,病例组和对照组的时间只是在进行纯时间扫描统计和时空扫描统计分析时需要。

时空排列模型自动调整纯空间聚集和纯时间聚集。对于离散泊松模型,纯时间聚集和纯空间聚集的调整有很多不同的方式。对于伯努利模型、有序模型、指数模型和正态模型,可以通过使用多种数据集进行时间调整和空间调整。齐次泊松模型不能进行纯时间扫描统计分析和时空扫描统计分析,空间时间变化差异只能使用离散泊松模型进行分析。

疾病聚集分析是分析疾病在时空上的聚集性,通过地统计技术、空间相关性分析和相对危险程度分析等方法探测疾病在特定区域内是随机分布、聚集分布、均匀分布,并且探测疾病的高发区的热点区域。疾病的聚集分析又分为疾病时间聚集分析和疾病空间聚集分析。疾病的时间聚集分析从时间上分析疾病的聚集性,观察疾病是否存在季节性显著差异,如果有季节性差异,还能进一步分析疾病与天气、温度、湿度等因子的相关性,还可以从更细的尺度来观察疾病的时间点,具体到每一天的几点钟进行分析。疾病的空间聚集分析是从空间角度分析疾病是聚集性分布(cluster)、随机性分布(random)、分散性分布(disperse)还是均匀性分布(uniform),根据疾病的聚集性还可以分析空间地理相关性因子。

疾病聚集分析的研究在国际上也有不少成果,研究成果主要在疾病聚集性探测、聚集性区域的风险因子和相关因子的分析等研究领域,在小区域地统计和 GIS 结合也开始得到学者广泛的关注(王劲峰等,2005)。在给定区域内的疾病的聚集可能取决于暴露在一个共享的风险因素和多个相关因素之间,如吸烟和肥胖症在缺少食物的地区的关系(Cassetti 等,2008)。点数据的空间聚集分析比面数据的空间聚集性分析更加敏感(Meliker 等,2009)。聚集性分析通常考虑的影响因子有年龄、种族、民族、社会经济状态、城市化、是否靠近基础设施如高速公路、基础设施利用率等。通过 RS 和 GIS 空间分析技术对疾病的空间分布、聚集情况、空间扩散、时空演变与自然环境和经济社会状况的分布进行分析。公共健康问题与地理环境因素关系密切,王劲峰等人利用空间信息技术和计算机科学技术研究某些疾病聚集和医疗设施的分布的关系(王劲峰等,2005)。

2.3.2.4　相对风险分析

在空间流行病学的研究中,疾病的发病率或者发病比是最基本的描述疾病分布特征的指标。但是在小范围内疾病的发病人口较少、发病率较低、样本容量少等特征导致发病率和发病比等指标的不稳定,造成的变异很大。因此利用相对风险程度(relative risk,RR)来分析疾病发生的可能性,较为常用的指标有标准化发病率和标准化死亡率等。标准化方法分为直接标准化和间接标准化,间接标准化方法是基于研究区域内的观测病例数和期望病例数的比值,当 RR>1 时,表示该区域内的观测病例数大于期望病例数,也就是说相对风险程度较高,当 RR<1 时,表示该区域内的观测病例数小于期望病例数,即相对风险程度较低。直接标准化方法计算期望病例数时是按照子区域的年龄组或性别组进行加权统计。两种方法都考虑了疾病相对风险会随着不同的年龄、性别和地区而产生差异性的变化。

疾病风险分析可以建立风险评估矩阵,矩阵包括影响疾病发生风险的可能性和疾病风险发生的危害程度,采用无量纲化,如把风险发生的可能性分为确定会发生、很可能发生、可能发生、极少情况下发生、不太可能发生 5 个等级,而风险危害严重程度也分为极严重风险、高危险度风险、中等危险度风险、低危险度风险、极低危险度风险 5 个层次,建立风险评估矩阵。该评估体系属于半定量化评估方法,该方法相对稳定、相对独立、易于评价疾病,运用疾病数据建立风险评估矩阵能够对疾病的防控起到较好的作用,但是权重和指标略显简单,针对具体的疾病可以制订更为精细,更有针对性的风险评估体系。

2.3.2.5　重心迁移轨迹分析

18 世纪,沃尔克采用重心模型研究人口的变化,发现西部开发等原因造成人口重心向西迁移。Bellone 把研究区域看成理想的状态,区域内所有的地理要素都呈现均匀分布状态,通过计算质心得到该区域的重心。重心模型还在贸易、人口、GDP、经济、公共卫生、就业、旅游、消费等多个领域有广泛应用。国内也有学者采用重心模型研究我国人口移动轨迹,林思宇等人利用重心模型研究湖南省人口、GDP、三大产业重心的分布情况及迁移规律。黄金树通过对大陆经济重心研究探索中国经济的空间发展规律和模式,乔家君研究中国近 50 的经济重心变化规律,其移动呈现"土"字形,总体趋势由北向南发展,且国家经济重心的迁移与当时的经济发展战略密切相关,东北经济发展较慢会引起重心向西南迁移,重心向东南迁移时国家提出了"西部大开发"战略平衡经济发展,提出"振兴东北老工业基地"后经济重心开始向北移动(叶明确,2012)。东南部沿海城市与中西部地区的人口就业分布失衡,且存在较大的经济差距,会影响人口重心、经济重心和就业重心的变化(廉晓梅,2007)。李如友研究表明旅游经济重心迁移的重要因素包括政府的发展战略和决策、经济发展的格局(李如友,2015)。重心迁移轨迹分析能反映地理现象的空间变化过程,也能反推当时政策对地理现象的影响。

疾病的重心迁移分析能够研究疾病在不同时间内重心变化规律,也可以反映疾病分布的转变方向。对于疾病的研究,疾病发病中心随着时间的变化能反映疾病本身的动态变化规律并揭示分布情况,疾病发病重心计算公式如下所示:

$$\bar{x} = \frac{\sum_{i}^{n} m_i x_i}{\sum_{i}^{n} m_i} \qquad \bar{y} = \frac{\sum_{i}^{n} m_i y_i}{\sum_{i}^{n} m_i}$$

其中,x_i 为每一个子区域或街道的 x 坐标,y_i 为每一个子区域或街道的 y 坐标,m_i 为子区域的发病情况。

2.4 空间数据分析方法在城市疾病研究中的应用

基于空间回归模型的小区域疾病研究有多种构建平滑地图的方法。第一种是基于 Bayes 统计的方法,利用疾病发病率和空间变化情况的先验知识,对小区域的疾病进行研究。第二种是基于空间过滤器的方法,空间过滤器是进行探索性空间数据分析的工具,在点数据源和面数据源中可以采用该方法。采用不同的方法对疾病数据进行制图分析,可能会得到不同的结果,对疾病数据的解释性也不尽相同,必须选择合适的方法对疾病数据进行制图分析。如需要进行疾病分布假设的采用贝叶斯方法,不需要进行疾病分布假设的可以采用空间过滤器方法。

随着计算机技术的飞速发展,空间分析方法的发展也逐步完善,关于空间分析方法在城市疾病中的研究包括疾病制图、暴露统计分析、聚类分析、时空序列预测等。空间分析技术在流行病学中的应用主要有以下几点:流行病的发病率和死亡率的地理空间模式识别和显示、社区级别的流行病筛查、诊断和治疗复杂数据库的创建、通过卫星影像评估环境暴露、利用空间统计模型估计流行病发病率、流行情况和存活率、当地流行病信息基于Web 的交互式工具在社会公众和公共卫生专家之间的沟通交流、通过人口组中癌症结果的比较识别当地卫生资源不平等性、开发新的地理空间数据显示方法和工具以便更好地和社会公众沟通交流,并能检查复杂的多变量数据。其主要应用包括流行病的空间数据分析、环境暴露评估、统计建模、流行病预测和异常值检测等。

公共卫生领域的空间流行病的三个要素是:人、空间、时间之间的有机联系,尤其重要的是空间要素。空间流行病学是描述和分析卫生数据与人口的、环境的、社会经济的、个人行为的、遗传的以及传染风险因素之间的关系(Elliott 等,1993)。空间流行病表现出的空间聚集性在一定程度上跟地理空间位置和周边环境有关。人们的生活和工作环境都是受一定的空间条件制约的,空间流行病的发生更是受到周边空间环境的影响,影响空间流行病传播和流行的地理危险因子有很多种,不同的空间流行病受影响的地理环境也各不相同。但是需要区别的是,流行病与地理环境相关性又和致病因子不同,流行病的致病因子能够直接导致流行病的发生、流行、暴发、传染,而流行病与地理环境相关性分析能够间接地为流行病找出可能存在的致病因子,但是仍需要进一步从医学上逐一分析其关系,这种相关性分析在现今复杂的环境下,对疾病发病机制不清楚的情况下,采取空间相关性分析是空间流行病学研究中的难题。空间相关性包括自相关分析和回归分析,空间自相关又分为全局自相关分析和局部自相关分析(武继磊等,2003b)。回归分析是分析流行病与其他地理因素之间的关系,如分析肝炎与饮酒之间的关系,肺炎与吸烟之间是否存在关联。很多学者利用时空分析方法来研究疟疾(Maude 等,2014)、牛滴虫病(Molina 等,2013)、传染性喉气管炎(Pitesky 等,2014)、老年痴呆症(Whalley,2012)、儿科登革热(Lover 等,2014)、抗药性肺结核(Liu 等,2011)、城市皮肤利什曼病(Fonseca 等,2014)、干眼综合征(Um 等,2014)、埃博拉(Gatherer,2014)等城市疾病。

空间流行病的空间相关模式是极其错综复杂的。空间流行病方法不仅仅是捕获和识别出疾病的简单分布模式,还能够为疾病风险评估和病原学研究提供帮助。使用地理学的方法来研究疾病和卫生保健源于需要探究导致疾病分布不均匀性的地理相关因子,而这些因子可能包括疾病环境中人类相关的因子和生态相关的因子。人类相关的因子包括基因、人口、社会、经济、文化等方面的影响,而生态相关的因子包括物质的、环境的影响。因为人类很难在表格展示中检查出或者看出可能的空间相关性,地理信息科学在流行病学的空间理解方面、揭示规律相关性方面扮演着重要的角色,特别是在表格中很难观察到的规律和联系,GIS 可以通过制图和空间分析轻易发现疾病的分布规律和趋势。

利用疾病制图和空间多尺度聚集特征分析方法来研究流行病学相关问题时,必须考虑清楚以下几个基本问题,其城市疾病制图空间分析方法研究技术路线图如图 2-5 所示。

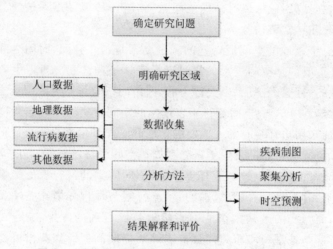

图 2-5　城市疾病制图空间分析方法研究技术路线图

主要的步骤包括确定研究问题、明确研究区域、数据的收集和整理、分析方法的确定、最后对结果进行解释和评价。在城市疾病制图空间分析方法研究技术路线图中,应该注意以下几个基本问题:

(1)首先明确研究主题是什么,例如描述肝炎的时空分布、分析肺癌与低收入之间的关系等,确定主题之后才按照主题收集所需数据。

(2)确定研究区域,例如某个城市、县、街道、社区等行政区划或者地图上的空间区域,不同的区域采用不用尺度的研究方法。研究区域不同,在数据收集和方法选择上有很大的差异性,尺度越小,数据越详细,数据保密性也越高,尺度越大,数据量越大,收集难度也更加困难。

(3)查清需要收集的空间数据,确定可利用的数据格式等。例如,深圳行政区划数据、肝炎数据、居民收入数据等等。数据从哪里获取也是空间流行病学需要考虑的重点问题,包括从政府部门、私人公司所获得的空间数据能够直接应用。确定是否需要修补或者增加信息,数据格式是一致的还是需要转换的,地理空间数据是否需要增加或者删除相关的属性。明确需要统计和收集的流行病数据类型,包括住院数据、临床数据、调查数据、统计数据、病例基本信息、出院日期、疾病类型等等。流行病数据空间化的操作,如患者发病的位置或者代理位置(通常由家庭住址、工作地点、学校地址来描述),利用地址匹配对流行病数据进行空间化。

(4)明确使用哪一款软件、分析方法或者获取给定的特定需求,采用合适的模型技术分析疾病聚集性和相对危险程度,并预测未来疾病的发生概率,对预测模型进行验证和评价分析。空间分析方法多种多样,要根据流行病数据的分布情况采用合适的面聚集分析、地理查询、邻近分析、空间叠置、空间自相关、时空变换、地理统计分析。主要有三种类型的空间分析方法适合检查流行病学数据:①点模式或面模式的疾病制图。②空间自相关分析。③地统计分析。按以下步骤可以提高操作水平的复杂性:首先,用探索性分析和基本分析来评价区域疾病风险和检测区域偏见;然后,用空间自相关分析尝试着评价变量和空间位置的相关性;最后,尽量在没有可利用的测量工具的地方提供准确可靠的突发自然事件的估计。

2.5　常用空间分析软件

地理学对于空间流行病学研究的贡献是通过描述和理解疾病风险的空间差异。疾病制图就是描述性空间分析的第一步,根据地理空间和地理统计方法补充的描述性分析会考虑疾病发生时可能存在的危险因子的空间差异的检测。下面将详细介绍在城市犯罪、疾病分析、公共卫生健康、交通事故分析等相关领域分析中使用的 GIS 软件、数据集和空间分析方法。

GIS 软件包括可视化、分析、创建和管理空间数据的功能,其选择范围非常广,也提供了单用户桌面系统、服务器网络系统和网络解决方案等类别,还有合适的开放的应用程序接口,确保相关 GIS 和 IT 互操作的支持关键数据交换的格式和 web 服务标准。主要的空间分析软件包括 ArcGIS,Geomedia,GeoDa,CrimeStat,HealthMapper,SAS,SPSS,R,SatSCan,Python,MATLAB 软件等。这些软件都提供了复杂的 GIS 空间分析功能并且具有时空建模的功能,有些软件也可以自己编写程序进行模型的预测和评价分析。GIS 研究中常用的空间分析软件如表 2-2 所示。

表 2-2　常用空间分析软件

ArcGIS	具有强大的空间数据管理、制图分析、空间分析功能
SPSS	功能强大,应用广泛的社会经济统计分析软件
SatSCan	分析了空间、时间和时空聚集性特征
CrimeStat	基于犯罪事故位置的空间分析软件
GeoDa	统计图形、表格和地图的交互式环境的软件
HealthMapper	用户友好的数据管理和制图系统,促进了健康数据的标准化,收集和更新流行病学数据
SAS	数据输入、数据检查、图形显示、数据分析、数据管理、报表生成、调查分析和建立预测模型
R	数据探索、统计分析、制图的解释性语言,具有强大的数据存储和管理、数组运算、统计分析、统计制图等功能
Python	数据挖掘、数据可视化分析、数据统计分析、数据爬取、机器学习和深度学习
Winbugs	空间数据统计分析、统计制图和空间分析模型
Geobugs	空间数据分析和统计模型
MATLAB	科学数据可视化、矩阵计算、数据分析
Clementine	空间分析,空间自相关分析,变量筛选,空间统计,数据挖掘

第3章 基于关联规则的自适应地址模型构建

传统的国外地址模型由于语言差异不能直接应用在中文地址模型中,而国内的地址模型大都采用人工归纳的方法,得到的地址模型不具有城市代表性。本章详细介绍国内外地址模型现状并分析我国地址数据的特点,以地址中最基本的部分地址要素为基础,通过统计地址要素中的特征尾词并对其进行分类分析,探索不同的地址要素之间的关联规则和组合模型,提出一种基于关联规则的自适应地址模型的构建方法,为基于地址的扩展应用和匹配服务提供合适的地址模型,架起空间数据和非空间数据整合的桥梁。

3.1 国内外地址模型和规范

地名和地址无论是在日常生活中还是在地理信息专业领域都是使用频率很高且应用广泛的词汇。例如寻址问路、百度地图、高德导航、凯立德导航等地图中就有大量的地名和地址数据,且能提供查询和匹配服务。民政部颁布的《地名分类和类别代码编制规则》认为地名是人们对地理实体赋予的一种专有名词。不同的学者对于地名的定义各不相同,但是达成普遍共识的认为地名有四个非常重要的特征:地名是一种名称;地名具有定位性;地名不是固有的,具有次生性;地名是专有名词,在某一区间内具有唯一性。地址是找到某人或某公司或某部门的指定地点的自然语言描述(如家庭住址、单位地址)。地址作为一种特殊存在的地名,由空间范围较大的地名到空间范围较小的地名组合而成,中文地址具有一定的层次关系,例如描述方式是从大到小进行描述,如地址"中国广东省深圳市福田区红荔西路 8009号"中"中国"包括"广东省",而"深圳市"是"广东省"的一部分,"福田区"又是"深圳市"的一个行政区划,"红荔西路 8009 号"位于"福田区"内,中文地址的描述属于包含关系,具有层次结构,以行政区划十道路十门牌号码表示方式居多。地址具有多要素,具有地名性、层次性、详尽性等特征。通常一个单位地址有多个员工共用,或者一个小区的地址有多个家庭共用,对于同一个地址,具有多个地名的特点。层次性描述的地址是从大地名到小地名的顺序关系和层次级别。详尽性说明描述一个地址需要对每一层次进行描述。所以地名是构成地址的基本单位,地址是在地名基础上的扩展和延伸。

3.1.1 美国的 DIME 和 TIGER 模型

最早应用的地址模型是美国人口普查局建立的双重独立地图编码系统(Dual Independent Map Encoding,简称 DIME)模型,如图 3-1 所示。该模型的基本思想是利用街道和行政区划的拓扑关系形成一个用于地理编码的地理基础文件,利用道路中心线和街道的起止门牌信息对地址进行空间定位。这是计算机出现后最早的地址数据表示模型,但是该模型局限于线性表达,如果是非线性的面状数据,该模型无法对地址进行编码。该模型中道路中心线必须包括街道名称、街道左边的开始地址号、街道左边的结束地址号、街道右边的开始地址号、街道右边的结束地址号。

DIME	起点	止点	左多边形	右多边形
L1	p1	p2	P7	P6
L2	p2	p3	P7	P6
L3	p3	p4	P7	P6
...	...	...	...	...
L25	p26	p27	P5	P6
...	...	...	...	...
L54	p9	p10	P7	P1

图 3-1 美国人口普查局的 DIME 模型

1990 年开始,美国国情普查局设计了一种基于空间关系的拓扑集成的地理参考编码(Topologically Integrated Geographical Encoding Reference,简称 TIGER)模型,一直沿用至今。该模型把关联数据库和文件系统结合在一起,根据道路门牌的实际情况把街道左边的地址和右边的地址分别标明为单双号,街道两边的地址编码进行互补。TIGER 模型的地址数据是以线性文件组织在一起,其中还包括街道的方向、街道左右两侧的门牌,实现了地理空间实体与人口普查数据对接,扩大了地址数据的适用范围。该模型继承了 DIME 模型的优点,提高了地址数据的使用率。美国人口普查局每年都对 TIGER 模型进行持续改进,在 2020 年结合 Federal Information Processing Standard(联邦信息处理标准)对 TIGER 模型将从网络要素服务、快速更新、精度改进为用户提供更好的体验和服务。美国的地址模型采用的是基于街道地址范围的地理编码服务,需要对门牌号码进行规范化,对门牌号进行统一采集和收录。这样的地址模型对于城市化程度较高的地区来说很实用,可以用于道路的精确定址,且道路偏移距离也是需要考虑的因素,不同的道路级别,门牌号的偏移程度略有差异。但是如果住宅区的分布是面状形式,比如住宅小区 1 栋、2 栋、3 栋等排列顺序不是按照线性排列的,该方法就会显得束手无策,住宅小区的楼栋需要一种新的编码方式。

3.1.2　日本 Trie 树模型

日本的地址编码模型采用 Trie 树和地址树模型。Tire 树的结构实际上是 K 叉树结构,每个分支由输入的字符串构成,每个节点由输入的字符串中的每一个字符构成。Tire 树有三个基本特点:根节点没有字符,每一个子节点都只有一个字符;从根节点到某一个子节点,路径上的字符连接起来就为该节点对应的字符串;每个节点包含的字符都不一样。

Trie 结构中每一个节点对应一个地址元素(地名),表示所有地址元素的词典,设计了一种倒排索引结果提高地址匹配效率,其结构的优点非常明显:能够减少不必要的字符串的比较,查询效率高于哈希表,Trie 树根据字符串的第一个字符建立索引,为每一个字符串建立分支,提高了检索效率。张倩等学者利用 Trie 树结构建立了一种新型分级地址模型,利用 FSM 对不同地址要素分析和处理。FSM 可以由有限状态集、输入符号、初始状态、终止状态、变换函数等组成。例如"中国"可以作为最大行政区划的地址元素,而街道、社区、道路门牌号可以作为终止状态,且通过图能解决地址要素之间层级的跳跃问题,如"中国"+"深圳市"中就把"广东省"这一级别的地址要素跳跃过去了,但是在地址跳跃过程中需要考虑到下一级的地址要素的独一无二性,如"中国中山公园"这样的地址就会产生多义性,"中山公园"并不是独一无二的,很多城市都有自己的"中山公园",如北京有"中山公园",武汉有"中山公园",广州有"中山公园",但是北京、武汉、广州都是属于中国的,中间的地址要素跳跃以后产生了歧义,需要根据上下文环境判断下一级的地址要素"中山公园"到底属于哪个城市,非标准化的地址加上地址要素的跳跃给地址匹配带来新的挑战。

3.1.3 ESRI 模型

ESRI 公司建立的地址数据模型是基于 DBMS 之上的 Geodatabase,其逻辑分别由 Addresses、Addressable Object、Names、Zones 四个单元组成。每一个单元由多个表和类构成,组与组还可以生成新的关系链接表,可以实现一对多、多对多的关联。其中 Addresses 包括地址范围 AddressRange 和子地址 SubAddress,AddressRange 和 DIME、TIGER 模型的功能类似,确定门牌地址的范围;Names 则是为地址的名称和最小元素赋值,派生类包括 GeoName 和 BaseName,其中 BaseName 字段是地址的核心部分,GeoName 是地址字符串中与地理行政区划有关的部分;Zones 类用来区分行政区划和邮编区划单元,主要包括 Province、City、Posta Code、Zone;Addressable Objects 包括地址的全部地理实体信息,主要有街道、社区、建筑物、宗地所有权等。Geodatabse 表达的空间实体包含地理空间位置信息和属性信息,更加有利于建立地址信息之间的关联,适用范围更为广泛。

3.1.4 国内层次地址编码模型

地名地址是基于自然语言的空间实体的位置描述。空间实体可以是客观世界的区域、道路、街道社区、建筑物、城市、片区、门牌号码等。地名地址具有特定的结构,且不同的语言体系结构也不尽相同,如在欧美体系中,地名地址通常是从小到大的排列顺序,例如:"University of California, 3820 Trousdale Parkway, LA, CA, USA",最先描述的加州大学"University of California"是最小的地址要素,其次描述的加州大学所在位置,然后描述的洛杉矶市"LA",然后是加州"CA",最后是美国"USA"最大的地址要素;而在中文地址中,地址没有分隔符,不同级别的地址采用从大到小的排列顺序,例如"中国广东省深圳市福田区红荔西路 8009 号规划大厦"。中文地址中最先描述的"中国"是最大的地址要素,其次是"广东省",然后是"深圳市",道路门牌"福田区和红荔西路 8009 号"是最小的地址要素,最后的"规划大厦"是最小的地名。不同的语言体系导致处理方式也不一样,如欧美体系中处理方式非常简单,可以直接通过分隔符(空格或逗号)直接把地址分开,而中文地址中缺少分隔符,再加上中文地址中存在多义词,要找到各个层次级别的地址要素信息显得非常困难。虽然中文地址存在缺少分隔符的缺点,但是很多学者对中文地址展开了非常有益的研究。唐旭日通过分析地址要素中的方位词和地名关系,确定不同级别的地址要素。张雪英把地址要素分为行政区划、道路街道、门牌楼址和附加信息四类,根据不同的地址要素类型拆分地址字符串,不同的地址要素存在"专名"+"通名"的构词规则,通过"通名"可以较好地实现不同层次地址要素之间的分割,常用的通名有"省""市""区""路""大道""街道""社区""号"等。通过通名能够在一定程度上实现地址结构的解析,但是对于表达不规范的地址,存在如地址冗余、地址歧义、地址要素缺失、简称等地址表达问题,上述方法需要进一步改进,需要对地址进行规范化和标准化处理,从而获取统一的标准的地址表达形式。而且错误的地址缺少规律和普遍性,需要标准化的地址也存在不确定性。

虽然国外的地址模型日趋成熟,但是并不适合中国的国情和地址编码现状,我国历史上的地址数据记录和保存都不那么规范,我国道路门牌号码命名具有自己的特点,道路命名大多数是按照"道路+数字"顺序命名,但是也存在不按照规则命名的。这也决定了我国地址编码体系不能完全采用 DIME 和 TIGER 模型。结合我国地址数据的特点,不难发现我国地址模型是一种复杂的结构,既有道路门牌号码线状地址结构,还有住宅小区、工业园的片状地址结构,也有 POI 兴趣点描述的点状地址结构,还有混合描述的地址结构。按照层次结构大要素在前,小要素在后的方式来描述较为合适。

国内地址模型包括基于层次的地址模型、基于关联规则的地址模型、基于有限自动机的地址模型和基于决策树的地址模型。层次模型按照行政区划管理进行划分,包括行政区划层、主要地址要素层、附加地址要素层。行政区划层包括国家、省级、市级、街道级、社区级等五层。主要地址要素包括道路和门牌号码、公共设施等信息,是地址中权重最大的部分,也是地址匹配中最为重要的部分,有些城市地址可以没有行政区划层,但是一定要有主要地址要素层。附加地址信息包括主要地址要素附加的补充信息,如"北200 米""附近""周围""道路交叉路口""红绿灯附近"等信息。有限自动机的地址模型包括一个七元组:$A=(Q,I,O,\S,\sigma,q,F)$,在七元组中,Q 是有限自动机的所有状态的集合,I 是 input 输入字符串的集合,O 是 output 输出字符串的集合,$\S$ 是一个状态迁移函数 $Q*I-Q$,σ 是一个输出函数,$Q*I-U$,q 属于 Q 的初始状态,F 是 Q 的终止状态。每个状态都有多个迁移函数,输入字符串决定选择哪个迁移函数,所以有限状态机可以用有向图来表述。具体构建包括以下几步:①对中文地址进行拆分,得到地址要素并对其分类,建立地址要素特征尾词词库。②采用 Gibs 抽样方法抽取地址数据,平均分布在不同的地区。③解析抽取的地址数据,计算迁移概率=关联成功次数/总次数。④构建地址要素的状态迁移多维矩阵。⑤计算地址迁移概率。⑥得到基于有限状态机的地址模型。在地址迁移函数中规定地址要素迁移到自己3次,结束迁移状态,当地址要素迁移次数超过10次,判断该地址无效,并输出该地址迁移过程供查明和判断失效原因。决策树包括决策节点、状态节点、方案枝和概率枝四要素。决策节点是地址中的地址要素,方案枝是下一个迁移状态,概率枝是迁移的概率,状态节点就是下一个可能的地址要素。基于决策树的地址模型通过判断下一个节点的概率选择最优匹配策略。主要包括以下几步:①根据用户输入的自然语言描述的地址字符串切分出第一个地址要素,判定第一个要素的所属类别(行政区划类、主要地址类、附属地址类),得到决策树的决策节点。②选择概率枝最高的分支进行下一步操作。③查看方案枝是否可行,如果不可行,重复第②步骤,直到所有的概率枝全部选择完为止。④遍历所有的树枝,如未能成功解析地址,判断地址要素的模型是否更新,通过更新概率图增加新的地址模型。

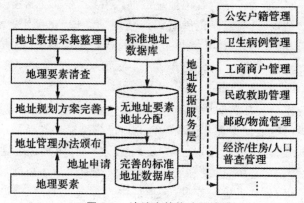

图3-2 地址库的构建及应用

标准的地址模型表达方式采用分段组合的形式来描述,一般由行政区划、基本区域限定物、局部位置详细描述三部分组成:

标准地址=【行政区划】【基本区域限定物】【局部位置详细描述】

行政区划为省、市、县(区)、乡镇(街道)、村(社区)等行政区划类描述地名;基本区域限定物包括小区、花园、工业园、高等学校、道路、居民点等片区构成;局部位置详细描述包括兴趣点、标志物、地址门牌信息、楼栋号码等基本区域限定物下的详细信息。

3.1.5 地址编码规范

地址编码的主要目的是整合空间信息和非空间信息,建立城市信息资源分类和编码标准体系,依照国家标准规范进行地址编码,其规范主要包括地名分类标准、地名编码规范、楼名编码规范、道路编码规范等。地址编码规范应该遵循以下原则:①唯一性:每一个地理实体只允许有一个地理编码,每一个地理编码对应一个地理实体。②科学性:在地理编码中可以反映地理实体的从属关系。③可扩展性:根据地理实体的变化而变化。④标准性:编码必须适应国家的标准体系,方便数据的共享和服务。⑤层次性:地址编码应该可以识别不同级别地址要素的层次关系。

地址编码规范包括数据采集规范、数据更新规范、系统维护规范、接口服务规范等,通过地址编码规范形成有效的数据采集和更新服务标准,旨在提升地址匹配服务的范围和作用(见图 3-3)。

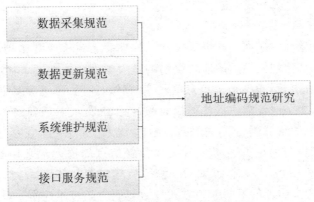

图 3-3   地址编码规范技术路线图

3.2   中文地址特点

3.2.1   中文地址概述

在日常交流中常常会问及地址,你家在哪?你单位在哪?我下车了,你在哪里接我?这些问题伴随着地址的出现。人们获取某个地点信息时,最常用的就是基于自然语言的地名地址,且地名地址可以通过空间关系对其进行修饰(附近、里面、东南西北等方位词),由于地理实体的复杂性以及地理位置要素的空间复杂性,使得地址寻找成为老大难。同一个位置上的人对同一个位置的描述可能不尽相同,甚至同一个人对同一个地址的描述也不尽相同,地址的描述方式导致地址转换成坐标变得愈加困难。地址常常用于记录个人所在的位置,在日常生活中应用非常广泛,无论是去医院看病还是收发快递常常会用到地址来表达空间信息,并对业务进行登记、注册、定位和分析。中文地址是连接空间信息和非空间信息的纽带,用户可以通过地址找到对应的地理实体到达目的地,景区也可以通过目的地的地址把游客导向景区。随着地址信息采集技术不断完善和政府部门加大人力财力投入,城市建设中存在大量的与地址相关的数据,由于这些数据常常只有字符串的描述性信息,缺少空间位置信息,若要为相关行业提供基于位置的服务(LBS),就需要通过地址编码来整合空间信息和非空间的行业信息,并进行下一步的专题制图和空间分析。通过地址编码技术对地址进行地址分词、标准化处理、地址匹配等一系列的操作,可以把非空间数据进行空间化落地,为城市的城管、国土、建设、卫生、工商、税收等部门提供工作上的便利。

对中文地址的研究应该更加关注其地理关系和地理语义,需要利用空间知识表示和推理模型。认知科学指的是人类理解地理现象,实现地理分析,做出地理决策,包括地理信息的收集、存储、编码、解码等多个流程。不同的人对于中文地址描述是各不相同的,例如北方人对地理实体位置信息的描述会用到"东南西北"等方位词,例如"武汉市武汉大学资源与环境科学学院3楼东边";而南方人对地理实体位置信息的描述常常用到"上下左右",对于同一个地址描述为"武汉市武汉大学资源与环境科学学院3楼上楼右拐"。中文地址的不同编码方式导致解码方式也不完全一样。地址的描述是基于个人的认知体系结构,好比小孩学习语言一样,如果从小接触的是中文,那么他就能学会使用中文,如果从小接触的是英语,那么他就会讲英语。通过自然语言把地理实体空间位置信息进行形式化描述,然后进行空间关系推理,获取地理实体的位置信息是在处理中文地址过程中必不可少的步骤。

中文地址和英文地址的相似点表现在都具有层次结构,都是由行政区划和局部地址共同表达一个完整的地址;其区别主要是由于中英文的表达差异所致,英文地址书写方式是从局部地址开始,再是低级别的行政区划,最后是高级别的行政区划,而中文地址是先写高级别的行政区划如省、市,再是低级别的行政区划如区、县、乡镇、街道等,最后是详细地址,包括道路门牌号码、小区楼栋号码。在自然语言处理过程中,中英文地址的最主要区别是中英文分词的方式完全不一样,英文地址可以通过单词之间的间隔符分开,由于汉语语言的复杂性使得中文地址分词则要更加复杂,中文地址命名的时候可以使用任意的字的组合,一般是以专名和通名结合的方式进行地址记录,但是在实际的登记记录过程中,可能由于登记人员的因素造成地址记录不够详细从而使得中文地址分词复杂化。

3.2.2　中文地址特点

中文地址具有复杂性和结构化的特点。中文地址包括各种地址地名信息,其中地名的含义就是为地命名,地可以理解为某一特定的空间位置,名就是在该空间位置上的自然或人文实体的专属名词。地名具有社会学、区域性、时代性的特征。地址中包含一个或多个地名,地址具有多语义性、多尺度性、获取手段多源性、存储格式多样性等性质(张晶晶,顾国强,2010)。在中文地址记录或者登记入册的时候由于记录人员、记录方式、记录条件所限,中文地址存在以下特点:地址信息表述不完整、地址信息存在错别字或拼音、地址信息可能是 POI、地址信息自身逻辑矛盾。

由于人类认知的差异性,对于相同的地理实体可能有不同的描述形式,地名地址存在语义异质性,需要研究一种形式化的方法对地名地址进行语义表达,实现中文地址和地理实体位置信息之间的映射。中文地址表达的是客观世界的地理实体,是把客观世界中的实体空间位置信息抽象为计算机可以理解的过程。地名地址描述地理实体的空间关系和位置信息,不同专家或者社会公众受限于认知理论,对相同的地理实体具有不同的认知结果,好比一千个读者眼中有一千个哈姆雷特。语义地名地址描述方式是多样化的,如地址可能是"深圳市北大医院附近""深圳市福田区红荔西路8009 号规划大厦对面""红荔西路与香梅路交叉路口北 150 米"这样的参照性描述,语义地址表达还具有不确定性模糊特点,如中文中的"附近""旁边""临近""对面""正对面""斜对面""北""东""西""南""左""右""上""下""周围""周边"等模糊字眼,另一方面地理实体空间位置信息描述也存在模糊不清的地方,不同地区的地名相同,地名与方位相同但是地址不同,如"中山公园""中山路"等,上海的南京路和南京的上海路没有关系,但是上海和南京既可以作为城市地名存在,还可以作为道路前缀存在,国外地址匹配建立相关的地址数据模型表示地址、子地址和地址范围等不同层级地理要素之间的关系,但是无法处理参照性地址,如"红荔西路与香梅路交叉路口北 150米"。要实现地名地址的智能化匹配,需要对地名地址进行概念化和形式化描述,建立形式化表示模型,然后实现空间关系推理,给用户返回最匹配的地址结果。

对地址进行查询或者匹配时,特别是通过关键词查询地址信息,登记入册人员在手工输入地址时,由于操作人员的原因可能存在省略部分行政区划信息,如在深圳市内进行登记可能不会输入已经确定的广东省深圳市,有些登记人员甚至直接省略行政区划信息,只记录了详细地址信息。另外,地址名称的后缀也存在被省略的情况,还存在使用别名或者简称代替地址地名的情况。

地名普查过程中存在错别字的情况,有些地址甚至用拼音代替,由于早期的地址录入、整理、审核均是人工操作,所以这是一个普遍存在而且无法回避的问题。在地址采集过程中,除了人为因素之外,还包括输入法的原因,有可能产生同音字,只能通过后期的人工校正减少该类错误,或者在匹配过程中使用拼音匹配的手段来提高匹配率和准确率。

在地址查询过程中,用户可能输入的不是按照行政区划规范命名的地址信息,而是标志性建筑物地名,如输入的是"深圳市规划大厦",而不是"广东省深圳市红荔西路 8009 号规划大厦"。虽然没有按照地址标准规范命名,但是也能通过系统查询到具体的空间坐标位置,此类地名称为兴趣点(point of interest,通常缩写成 POI),兴趣点这一类的地名匹配算法和标准地址匹配算法不同,但是通过地址匹配引擎系统仍可以找到对应的地址名称,并且返回兴趣点的空间坐标信息。

在输入中文地址时,由于记录人员对地址的记忆错误、社区存在"飞地"的情况、道路作为行政区划的分界线等原因,造成地址存在前后逻辑矛盾,如深圳市南山区规划大厦,每一个地址要素都是存在并且正确的,但是规划大厦属于福田区,而不是南山区,因此需要地址编码对地址匹配的结果进行区分,是严格正确的,还是不严格正确的,是用户的错误造成的还是地址库的原因所致。

3.2.3 中文地址要素分类

地址要素是地址的基本组成部分,一条标准地址记录包括多个地址要素,地址要素有两个鲜明的特点:①地址要素具有范围性。②最小地址要素具有描述地理实体的意义。例如:地址"深圳市福田区红荔西路 8009 号规划大厦"中,"规划大厦"就属于一个地址要素,该地址要素表明规划大厦的范围是深圳市福田区红荔西路附近,其描述的地理实体就是规划大厦这栋建筑物。"大厦"就不属于地址要素,因为虽然描述的是地理实体的通名,但是并不具有范围性,也不知道大厦描述的具体地理实体是哪一栋大厦。最小地址要素具有描述地理实体的意义指的是"深圳市福田区红荔西路"可以划分为"深圳市/福田区/红荔西路",其中深圳市、福田区、红荔西路都可以描述地理实体,深圳市、福田区可以化为行政区划要素,红荔西路可以划分为道路要素,而更为详细的"深/圳/市/福/田/区/红/荔/西/路"划分就没有任何意义。

　　一般情况下,根据中国地址要素的实际情况和应用程度,目前常用的城市地址要素可以分为以下六类,如表 3-1 所示。考虑地址的通用性、统一性等中文地址的特点,地址要素存在不完全的层次结构关系,即地址可以由六类地址要素中的若干类组成。

表 3-1　地址要素类型

序号	要素类型	小类	备注
1	行政区划	市级行政区划	行政区划包括省级、市级、县级(区级)、乡镇(街道级)、村落(社区级)
		区级行政区划	
		街道级行政区划	
		社区级行政区划	
2	道路		大道、街坊、街巷、道路
3	住宅小区		包括工业园、片区、花园、小区、苑、居等
4	建筑物		标志物、广场、兴趣点等
5	楼栋门牌	门牌号	包括具体到房间的详细地址
		楼栋号	
		单元号	
		层室号	
6	补充信息	组织机构	组织机构、公司单位、局部位置、朝向距离等辅助信息等
		附属建筑物	
		方位	
		其他补充信息	

　　通过对现有的地址要素分类进行分析总计,发现存在以下问题:

　　(1)大部分地址要素都是多级行政区划结构,适用于城市,但是农村地区的范围更加广泛,加上界限不是很明确,居民地分布更为分散,农村地区的特征词和城市也大不相同,城市的地址更为密集,农村的地址更为稀疏,且城市常以小区、花园、雅苑、大厦等特征词作为尾词,随着房地产的快速发展,小区的名字也高雅起来,而农村多以村、堡、屯、组、队等尾词作为特征词。

　　(2)地址要素层次级别经常发生变化,由于社会经济的发展和相关政策的变化,经常会出现撤县设市、多区合并等行政区划的变化,如深圳市新增的龙华新区、大鹏新区等,道路也经常会出现变化,包括道路的新增、更名等,片区、小区、花园等级别的地址要素变化速度随着社会经济的高速发展而变化。

(3)由于中文地址表达的随意性,地址要素表达并不是完全按照地址要素等级排列的,例如"深圳市福田区红荔路 6030 号莲花山公园"和"福田区深圳市莲花山公园红荔路 6030 号"中地址要素排列属于相反的地址记录。

3.3 地址特征尾词词库构建

在地址要素的描述过程中,地址要素可分为地址专名和地址通名。其中地址专名是描述具体地理实体必不可少的专有化名词,如广东省中的"广东"、深圳市中的"深圳"、福田区中的"福田",专名表示该类地址要素的区域和范围;地址通名是某一类地址要素共有的名称,如行政区划中福田区的"区",常常用来表示地址要素的类型和级别。地址通名也称为地址特征尾词,掌握地址特征尾词之后就能根据地址特征尾词对地址字符串进行分割,如"广东省深圳市福田区红荔西路 8009 号规划大厦"中,可以根据特征尾词"省""市""区""西路""号"等特征尾词对地址字符串进行分割,该地址可以分割为"广东|省|深圳|市|福田|区|红荔|西路|8009|号|规划大厦"。该地址中的专有名词和通用名词进行分割之后,很容易找到位于福田区的规划大厦作为地址附加信息,而红荔西路 8009 号作为最小的地址要素,然后根据分词得到的结果去地址库中进行搜索匹配,得到该条地址字符串的空间位置信息。通过地址字符串的尾词进行分词,然后计算地址的语义相似度进行匹配的过程称为地理编码。特征尾词词库在地址匹配过程中起着非常重要的作用,大部分地址甚至可以根据特征尾词进行中文分词。特征尾词词库的构建能够很大程度上提高中文分词和地址匹配的准确性和效率,根据不同城市的地址特点,建立不同的特征尾词词库,为该城市的地址匹配和服务提供基础。

3.3.1 地址特征尾词概述

所谓的地名地址就是具有一定历史、文化、地域性质的词,汇集了多种信息,是一种信息的载体。地名往往反映了该地区的自然环境、风土人情、历史文化、城市性质、发展水平等特点。中国地大物博,历史文化源远流长,而地址地名受到历史文化、自然环境的影响非常大。不同城市、不同区域都有自己独特的命名方式,看似杂乱无章的地名,实则包涵了诸多的逸闻趣事,传承着城市的文化底蕴(刘正萍,2012)。台儿庄战役中的"庄"在中原地区较多,皇姑屯事件中的"屯"在东北地区使用非常广泛,而南方使用较多的特征词包括"村""落""湾""组""队"等,西北尤其是陕北地区使用"堡"作为特征词为最多,西南地区如四川使用"寨"字较多,而福建沿海地区使用"厝"作为特征词很常见,还包括"沟""场""集""组等常用的特征词。分析并管理这些特征词有助于提高中文地址分词的效率和准确性,特征词在中文分词中的作用好比空格在英文分词中的作用,能够准确地识别地址要素,并且能不断完善和优化地址模型。

在深圳市地名地址中就很容易发现,很多受到南越和香港影响的地名,如"鸡公庙""鸡板坑""车公庙",还有一些地名带有"岭""坑""铺""沙""贝""围""屋"等深圳特色的名词(吴晓莉,2007,张军,2006,绰绰,1995)。"岭"描述的是地形处于山地,"坑"描述的是地形坑坑洼洼,凹下去的地势称之为坑,"铺"属于集市,描述的是买卖场所,"沙"描述的该区域盛产沙子,"贝"也是描述该地盛产贝壳。通过特征尾词可以把地址中不同级别的地址要素分开,特征尾词可以起到分词的作用。

3.3.2　地址特征尾词分类

地址要素包括地址通名和地址专名,其中通名就可以作为特征尾词,特征尾词能够很好地切分地址要素,通过地址尾词把地址字符串切分成多个地址要素,然后再利用地址要素的级别进行地址匹配,例如市、区、路、街道、社区、村、公园、花园、工业园、广场等都可以作为地址特征尾词,且特征尾词也可以划分不同的级别,如"市""区"的级别要高些,"街道""社区"等尾词次之,而"路""号""公园""广场""花园"等特征尾词的级别要低些。针对级别越高的特征尾词,给地址要素的权重越低,匹配精度有待进一步提升;对级别越低的特征尾词,地址要素的权重越高,匹配越精准。构建地址特征尾词词库就是对地址要素中的特征尾词进行统一归类管理,也就是对地址要素中的通名进行管理,但是不包括地址要素中的地址专名。特征尾词可能是一个字,也有可能是多个字。根据城市自身的自然环境和历史人文信息进行命名的地址特点建立本地的特征尾词词库,用于地址要素的识别和地址数据标准化工作。特征尾词主要包括三类:第一类是主要特征词,这类特征词集中在地址要素的词尾,如市、区、街道、社区、路、公园、广场、大厦等;第二类是附属特征词,这类特征词是用来描述带有方位、程度、姓氏等含义的地址要素,如东南西北、陈家、黄家、杨家、廖家等,附属类特征词数量少于主要特征词,但是在中文地址分词过程中也可以辅助拆分地址要素;第三类是量词特征词,量词特征词主要集中在门牌、楼栋、门址、楼层、单元等地址专名,量词特征词主要是用来描述地址的附加信息和补充信息。

3.3.3 地址特征尾词提取方法

特征尾词在地址要素中,一般存在于地址要素的词尾,从地址要素中提取特征词的方法多种多样,主要有以下几种方法:

第一是通过语法、语义、语言、句法分析的提取方法。该方法需要借助地名词典,标注词性,提取具有特征含义的词,需要运用语义依存关系、背景知识库等自然语言处理技术。该方法提取的特征词库受到样本数据量的影响,样本数据量越大,提取的特征尾词越全面,且需要建立城市地名词典。

第二种方法是基于统计的方法,统计地址要素中每一个关键字或词在整个地址库中出现的频率来提取地址特征词库。通过中文分词技术把自然语言描述的地址字符串分解成不同级别的地址要素,然后根据地址要素信息提取特征尾词,该方法提取特征词速度快、效率高,一次可以提取批量的特征尾词,但是需要消除歧义处理,提取的特征词误差较大,需要设定特征尾词的阈值,且阈值的设定需要考虑到收集到现有地址的基本情况,超过阈值的不一定是特征尾词,也有部分特征尾词是在阈值范围以下,需要进一步处理。也就是出现频率较高的不一定是地址特征词,地址特征词出现的概率也不一定大,最后提取的特征词需要人工干预处理,例如"深圳市""福田区"中通过统计的方法得到"深圳""福田"等词的频率和次数可能不亚于"市""区"的次数,但是"市""区"可以作为特征尾词,而"深圳""福田"却不能作为特征尾词,需要人工筛选。统计方法包括词频统计法和基于词频-逆向文件频率(term frequency-inverse document frequency,TDIDF)的加权统计方法,基于词频统计的方法是运用中文分词技术把每条地址分解成若干个地址词语,然后统计每个词语出现的次数之和并按照次数进行排序,设定阈值,若超过该阈值则划分为特征尾词,否则的话不计入特征尾词,该方法简单实用,计算效率高,容易实现,但是存在歧义词且部分特征尾词由于地址的缺失导致可能被忽略。

第三种方法是基于地址数据结构来提取特征词。针对大多数特征词位于地址要素尾部的特点来统计地址要素尾字符频率,对地址数据进行切分处理,然后对地址要素尾部字符进行抽取统计。该方法需要对地址要素设定阈值,级别越大的地址要素,地址出现的概率也越大,所以其阈值设定越高;反之则越小,通过地址要素的尾部字符的出现次数,与设定的阈值进行比较,判断并抽取特征词。

第四种方法是基于深度学习和机器学习的方法。该方法通过对样本数据进行训练,获得统计模型所需的参数,最后得到精确地址尾词提取模型。尾字符的频率统计对地址进行切分,然后抽取尾部字符,需要对地址要素设定阈值进行限定,级别越高的地址要素,设置阈值也应该较高,因为级别越高,出现的次数肯定会越多,如深圳市 xx 区、深圳市 yy 区,每条地址都会出现"市""区"等特征尾词,随着地址数量的增加,级别越高的地址尾词出现次数越多,反之则越低。通过尾部字符统计的次数和阈值进行比较,并抽取特征尾词。

在上述方法中,常用的是基于统计方法,其余的方法都受到样本数据的影响较大,而且提取特征词效率低,还需要借助地名词典。基于统计的方法在抽取特征词时效率高、速度快,但是抽取之后需要人工干预消除歧义后建立特征尾词词库。

3.4　基于关联规则的自适应地址模型

3.4.1　关联规则基本思想

关联规则是数据挖掘中的重要研究内容之一,其主要目的是发现大量数据的项集之间的关联或相关联系。关联规则最典型的例子是通过购物篮分析发现超市中顾客的购买行为模式,便于商品的货架摆设、货存安排。美国沃尔玛超市通过购物清单关联规则分析得到啤酒和尿不湿的相关性非常高,可以通过把相关性高的商品摆放在同一个货架上促进啤酒和尿不湿的销量。Agrawal 在 1993 年提出了挖掘顾客交易数据库项集间的关联规则问题(Agrawal,Srikant,1993),之后许多研究人员对于关联规则进行了大量的研究,包括 Apriori 算法的改进、引入并行、随机采样的思想,对关联规则的算法和效率进行优化。主要研究方向包括基于规则中涉及多维的挖掘算法、数据的抽象层次挖掘算法、变量类别的挖掘算法和其他关联规则挖掘算法(赵洪英等,2011,毕建欣,张岐山,2005,陈平等,2014)。

关联规则的基本思想是通过计算项集之间的支持度和置信度来确定项集之间的相关关系。给定一个事物数据库 D,数据库中的每一个事物 T 都是项目集合的自由组合 $I = \{i_1, i_2, i_3, \cdots, i_n\}$,即 $T \in I$,若项集满足 $X \in T$,$Y \in T$,则事物集 T 包含项集 X 和项集 Y,如果要挖掘项集 X 和项集 Y

的关联规则,就需要对整个事务数据库进行遍历,找出支持度和置信度都满足条件的,即事务数据库中的 X 和 Y 的支持度 S 要大于最小支持度,X 和 Y 的置信度 C 要大于最小置信度。关联规则挖掘就是在数据库中找出满足最小支持度和最小置信度的关联项集。关联规则的支持度和置信度计算公式如下所示:

$$支持度:S=\frac{X\cup Y}{T}$$

$$置信度:C=\frac{X\cup Y}{X}$$

3.4.2 关联规则的算法

关联规则中的经典算法是 Apriori 算法,利用逐层搜索的迭代方法来分析数据库中项集的关系,如果满足最小支持度,则称之为频繁项集,其过程包括连接和剪枝(赵洪英等,2011)。其算法如下所示:①设定阈值,包括最小支持度和最小置信度。②利用 Apriori 算法采取候选项集,产生候选项的集合,如果候选项集的支持度大于最小支持度,该候选项集称为频繁项集。③从事物数据库中读取所有的事物,事物中的每个项都看作 L1 项集,计算各个项集的支持度,再使用频繁 L1 项集产生候选 L2 项集。④继续扫描数据库,得出候选 L2 项集集合,找到频繁 L2 项集,使用频繁 L2 项集产生 L3 项集。⑤重复地找候选项集、频繁项集,并与最小支持度进行比较,直到不再产生更高层次的频繁项集为止。

伪代码如下所示:

L1＝find_frequent_1－itemsets(D); // 找出所有频繁 L1 项集
For(k＝2;Lk−1! ＝null;k＋＋)　　　　　//循环语句控制
{Ck＝apriori_gen(Lk−1); // 产生候选,并剪枝
　　For each 事务 t in D // 扫描 D 进行候选计数
　{　Ct ＝subset(Ck,t); // 得到 t 的子集
　　　For each 候选 c 属于 Ct
　　　c. count＋＋;}
　　　Lk＝{c 属于 Ck | c. count＞＝min_sup}}
　　　Return L＝所有的频繁集;
Procedure apriori_gen(Lk−1:frequent(k−1)−itemsets)
　　For each 项集 l1 属于 Lk−1
　　For each 项集 l2 属于 Lk−1

If((l1[1]=l2[1])&&(l1[2]=l2[2])&&……&&(l1[k-2]=l2[k-2])&&(l1[k-1]<l2[k-1])) then{c=l1 连接 l2 //连接步：产生候选

if has_infrequent_subset(c,Lk-1) then

delete c；//剪枝步：删除非频繁候选

 else add c to Ck；}Return Ck；

Procedure has_infrequent_sub(c：candidate k-itemset；Lk-1：frequent(k-1)-itemsets)

For each(k-1)-subset s of c

If s 不属于 Lk-1 then

　　Return true；

Return false；

3.4.3　基于关联规则的自适应地址模型

基于关联规则的自适应地址模型是根据地址要素之间的关联频率来实现关联的。其算法的核心内容包括在地址数据库中找出高于阈值的高频地址要素组，不同的地址要素组通过特征尾词进行关联，然后根据高频要素组的组合方式抽取关联规则。把地址数据库中前后出现频率较高的地址要素看作地址要素组(X,Y)，地址数据库总量为 T，地址要素组合出现的频率称为支持度，地址要素组合出现的次数在地址要素中所占的比例称为置信度。

基于关联规则的自适应模型的构建主要包括以下步骤：①对地址数据库进步遍历，通过特征尾词库找出全部地址要素 $i_1,i_2,i_3,\cdots,i_n$。②根据支持度和置信度计算求出地址要素组(i_1,i_2)的支持度、置信度，若(i_1,i_2)的支持度置信度大于设定的最小阈值，则(i_1,i_2)为满足条件的高频地址要素组。③找到满足条件的高频地址要素组 High-Frequency-Address 之后，再寻找更长的高频地址要素组 High-Frequency-Address+1(i_1,i_2,i_3)，直到无法找到满足条件更长的高频地址要素组为止。④最终高频地址要素组产生新的关联规则($i_1,i_2,i_3,\cdots,i_k$)，其支持度、置信度可以根据关联规则的公式求得，满足最小支持度、最小置信度的地址要素组合得到的规则称为地址关联规则，从而根据关联规则($i_1,i_2,i_3,\cdots,i_k$)组成自适应关联规则地址模型。

3.5　实验结果分析

3.5.1　地址数据来源

本实验的数据来源主要是深圳市国土与规划委员会提供的深圳市最新的建筑物普查数据,该地址数据现势性较高,数据量达到 60 万条记录,覆盖范围最为全面。

3.5.2　特征尾词提取

在特征词的抽取过程中,通过深圳市地名词典统计常见的尾词如市、区、街道、社区、大道、路、小区、村、号、栋等,然后利用程序统计在地址中出现次数较多的字或词,对原有的特征尾词进行有益的补充和完善,并且除去一些出现次数较多但并不是特征尾词的词,如深圳、福田、宝安、龙岗、南山等行政区划专名,山、顶、水、河等自然地理实体,最后通过尾词词频统计方法得到尾词和单独出现的次数,如表 3-2 所示。

表 3-2　基于地址要素特征尾词统计结果分析

行政区划				道路	门牌	片区	楼栋
市级	区级	街道级	社区级				
市	区	街道	社区	路	号	小区	栋
323502	450459	363405	221304	171020	210324	70309	62044
				大道		(新)村	公司
				18234		48902	28045
						(花)园	幢
						34050	13347
						苑	单元
						18980	11408
						工业园(区)	
						17903	
						片区	
						16305	

结合词频统计和正则表达式来统计特征词在地址数据库中出现的次

数,统计表明,在地址表达规范、地址要素完全的地址中提取特征词效果较好,在地址表达欠规范、地址要素不完全的地址中,往往由于多级行政区划的缺失导致地址特征词出现的次数有差异。如在深圳市建筑物普查数据库中提取的市、区、街道等行政区划特征词都比建筑物普查数据 60 万的总数据要少,其原因是地址要素表达不规范,还有地址要素中行政区划缺失的情况较为严重,如深圳市罗湖区向西村中缺少街道级别的地址要素,深圳市深圳大学中缺少区、街道级地址要素,福田区深南大道 4001 号中缺少市、街道级地址要素。理想中标准的地址包括各级行政区划的要素,但是在基于关联规则的自适应地址模型中设置置信度和支持度要考虑实际情况,才会得到较好的地址模型。置信度和支持度的阈值设置过大会导致常用的地址词由于实际情况而没被抽取出来,如工业区可能被忽略掉,而是从工业区中抽取特征词区;而阈值设置过小也会引起一些特征词被错误地抽取出来,如特征词单元有可能被抽取出 1 单元、2 单元、甲单元、乙单元等,特征词栋有可能被抽取出 1 栋、2 栋、3 栋等。多字符的特征词在抽取过程中会产生歧义,例如在街道、社区、工业区特征词抽取过程中,会抽取出街、道、社、区、工、业、区等特征词,因此在特征尾词统计时需要用正则表达式来限制特征词出现的位置和前后关系,在特征词提取后还需要人工干预来排除误差,剔除出现次数较多的假特征词,如深圳、南山等词出现次数也非常多,但是由于是行政区划的专名,并不属于特征词。

3.5.3　地址模型结果分析

把提取的特征尾词分为市级(1)、区级(2)、街道级(3)、社区级(4)、道路(5)、门牌号码(6)、片区(7)、楼栋号码(8)等 8 类地址要素,对深圳市建筑物普查数据进行转换处理,把待处理的字符串转换成 0 和 1 表示的字符串,如果该类地址要素存在,则用 1 表示,否则用 0 来表示。例如:"深圳市福田区红荔西路 8009 号"转换成字符串表示为 11001100。考虑到深圳市建筑物普查数据中部分行政区划数据有省略的情况,在设置最小置信度和最小支持度时分别设置为 20% 和 40% 较为合适,该字符串也得到了一个四元地址要素组,根据关联规则,最少的是两元地址要素组,最多的可以得到八元地址要素组,也就是包含所有的地址要素,通过多元地址要素组就可以构建自适应地址模型。

通过计算不同地址要素组的支持度和置信度可以得到满足条件的地址要素组。地址要素组合中选择带有行政区划的组合并且满足最小置信度和最小支持度的不同地址要素组合的支持度和置信度如表 3-3 所示。

表 3-3　基于关联规则的地址要素组合

序号	要素组合	支持度	置信度
1	1、2、3、4	0.313611295	0.596307078
2	1、2、5、6	0.281030645	0.763273193
3	1、2、3、7、8	0.233077419	0.451453531

该表中的地址要素组合 1、2、3、4 表示地址由市、区、街道、社区组成，如深圳市福田区福保街道福保社区。根据不同的地址要素组可以组合出不同的地址模型，通过对关联规则的筛选和抽象，可以得到常用的地址模型，包括行政区划地址模型、道路门牌地址模型和住宅小区地址模型等三种地址模型，具体如下所示：①行政区划地址模型：市＋区＋街道＋社区，如深圳市福田区福保街道福保社区。②道路门牌地址模型：市＋区＋道路＋门牌号码，如深圳市福田区红荔西路 8009 号。③住宅小区地址模型：市＋区＋街道＋片区＋楼栋号码，如深圳市福田区莲花街道景丽花园 2 栋。

通过对深圳市地址数据抽象出基于关联规则的地址要素模型，发现深圳市地址数据大多数是基于地址要素的组合，但是地址要素之间的组合大多是从大到小排列。通过以上三种地址模型可以为大多数地址进行建模和地址匹配服务，其中模型①表示行政区划结构的地址模型，后面可以附加补充的详细地址信息。②是表示道路的地址模型，该模型可以结合兴趣点和标志物对详细地址进行记录。③是中国标准住宅小区的层次地址模型，具有完整的地址要素，包括行政区划、小区域限定和地址详细描述部分。但是也有一些地址要素组合规则是任意的：如深南大道与新洲路交叉路口，由于这一类地址要素组合，数目较小，在关联规则的置信度和支持度设置时没有提取出来。在构建基于关联规则的自适应地址要素模型时，权衡地址模型构建的效率和质量之后舍弃了地址要素任意组合的类型。

基于关联规则的自适应地址模型是利用深圳市现有建筑物普查地址数据提取地址要素，通过尾词特征对地址要素进行分类，利用地址要素的关联频率设计符合深圳特色的基于关联规则的自适应地址模型，形成全市统一的地址模型。基于关联规则的自适应地址模型层次结构图包括行政区划层、道路门牌地址要素层和住宅小区地址要素层，具体结构如图 3-4、图 3-5 所示。

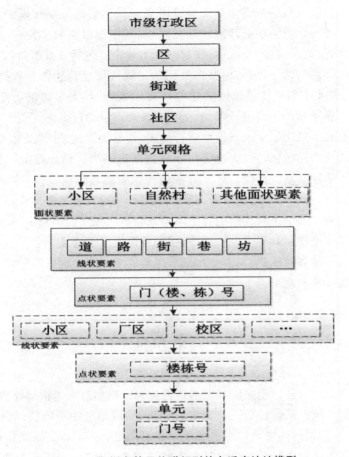

图 3-4 深圳市基于关联规则的自适应地址模型

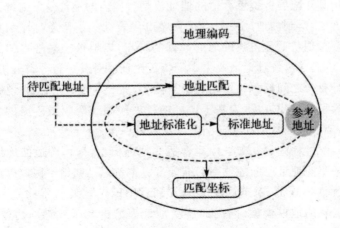

图 3-5 地址匹配流程图

基于关联规则的自适应地址模型考虑到深圳市地址层次模型的特性，按照面—线—点的结构设计地址匹配模型，其中面级别的单元包括行政区划网格单元、片区、住宅小区等，线状地理实体主要包括城市道路，点状地址主要是指道路门牌号码、居民楼栋号码等。深圳市建筑物普查数据量达到60万条，基本上每一栋已建成的建筑都有记录，而且大多建筑物都精确到了道路门牌号和小区门牌号级别。例如：深圳市福田区深南大道6090号香蜜湖度假村。采用层次地址模型进行编码，能够加快地址匹配的速度，如地址中带有某个社区就可以快速定位到该社区范围进行地址匹配的查询，大大缩减了地址查询的范围。对于有些较为模糊的流行病数据，还能根据该地址的类型、所在的社区网格等面状单元进行匹配或者插值计算，减少地址匹配的误差。基于关联规则的自适应地址模型采用层次结构编码在地址匹配的效果和速度上具有较大的优势，找到关键的最小地址要素之后，可以省去大量的不必要的匹配，只需要在最小地址要素范围内进行匹配，选出最合适匹配度最高的地址即可。

3.6　本章小结

本章提出一种基于关联规则的自适应地址模型对深圳市地址数据建立地址模型。该方法通过对地址要素的分析，抽取地址中的特征尾词并对其进行统计，利用尾词之间的组合关系计算不同地址要素的支持度和置信度，提取符合条件的高频地址要素组作为自适应地址模型，能够很好地为地址的扩展应用和匹配服务提供合适的地址模型。国内的地址模型大都采用人工归纳的方法，得到的地址模型不具有城市代表性。本章通过详细介绍国内外地址模型现状并分析我国地址数据的特点，以地址中最基本的部分地址要素为基础，通过统计地址要素中的特征尾词并对其进行分类分析，探索不同的地址要素之间的关联规则和组合模型，提出一种基于关联规则的自适应地址模型的构建方法，为基于地址的扩展应用和匹配服务提供合适的地址模型，架起空间数据和非空间数据整合的桥梁。

地址匹配过程中的基础是构建合适的地址模型，采用合适的地址模型能够有效地提高地址匹配的效率和准确度。本章总结归纳了国内外地址模型的特点和使用规范，对美国的 DIME 和 TIGER 模型、日本的 Trie 树模型、ESRI 公司的地址模型、国内的层次地址模型进行了详细的比较分析，分析了不同模型的优缺点，并结合我国城市中中文地址记录中存在的问题确定了我国地址编码模型的规范。

　　从中文地址要素出发,分析了我国基于自然语言的地址记录中存在的问题和缺点,主要有地址信息表述不清楚、地址记录中存在错别字和拼音、地址信息可能只是公共设施或者 POI 兴趣点信息、地址信息存在自身逻辑矛盾等,加上中文地址缺少分隔符导致分词的复杂性,使得地址模型的构建更加复杂。中文语义的多样性和复杂性使得地址分词更为复杂,地址分词可以采用基于统计的词典分词法、基于深度学习和机器学习的语义分词法、基于语义理解的方法,传统的方法分词效果不好且效率低下。中文地址的研究应该更加关注其地理关系和地理语义,需要利用空间知识表示和推理模型。

　　以地址要素为基础,结合特征尾词词库作为辅助手段,探索地址要素之间的关联规则和组合模型,提出了一种基于关联规则的自适应地址模型的构建方法。通过实验分析抽取了深圳市常用的地址关联规则并进行适当的组合得到了基于关联规则的自适应地址模型,使用深圳市建筑物普查数据验证了该方法的可行性,也为后续的地址匹配工作提供了符合深圳市的地址模型。基于关联规则的自适应地址模型考虑到深圳市地址层次模型的特性,按照面—线—点的结构设计地址匹配模型,其中面级别的单元包括行政区划网格单元、片区、住宅小区等,线状地理实体主要包括城市道路,点状地址主要是指道路门牌号码、居民楼栋号码等。

第4章　地址匹配原理与数据库设计研究

4.1　城市地址分析及匹配原理

4.1.1　城市地址分析

在地址匹配过程中,建立基于关联规则的自适应地址模型后,需要把地址记录按照模型存储到数据库中以便提供地址匹配服务,把非空间的病例住址数据转换为地理空间数据进行空间分析,为社会公众和政府部门提供决策。地址匹配的原理和过程中不可缺少的重要一环就是地址编码数据库设计。其中地址编码数据库设计包括数据库总体设计、地址属性库设计、地址空间库设计、数据库入库流程、地址数据的标准化流程和数据质量检查等。人类获取某些地点信息时,惯用的描述方式是地名地址,基于自然语言的地名地址更加符合人类地理空间认知。社会公众对于地名地址的认知与个人认知水平、所处地理环境、生活习惯有关。认知科学在地理学中的应用称为地理空间认知学,是人类认识地理现象和地理事物的重要学科之一。

马尔克斯在《百年孤独》中描述的这是个崭新的新天地,许多东西都还没有命名,想要述说还得用手去指。那个时代的地名地址很少,随着城市化发展越来越快,城市中地名地址也越来越多,道路公里数不断增加,工业园如雨后春笋,旧的建筑物被拆掉,新的建筑物拔地而起……这些变化都会导致城市地名地址的不断更新变化。由于城市地名地址语料库资料缺少,未登录地名不断增加,基于统计的分词无法发挥其优势。地名地址的多样化表达使得地址训练难度增加,因此描述城市地址并对其进行分析对于地址匹配有重要意义。

对深圳市的地址进行统计分析发现,地址通常由一系列地址要素构成,地址常由地名、组织机构、附加信息组成。城市地址信息如下所示:

深圳市福田区红荔西路 8009 号规划大厦;

深圳市规划和国土资源委员会；

深圳市南山区保利大厦；

深圳市红荔西路与香梅路交叉口北 150 米；

深圳市香蜜湖附近；

深圳市景丽花园 1 号楼 A 单元 301 室。

通过研究分析上述地址可以得到深圳市地址模型特征如下：①地址中包含区域地名。例如"红荔西路""景丽花园""香蜜湖"等。通常小区域和一些地址模糊描述的词组合在一起难以进行分词，如附近、交叉路口北 150 米，加大了地址匹配难度。②地名地址中采用的词汇包括法定地名、行政区划尾词、组织机构关键词、方位描述、数词、普通名词等。其中法定地名包括行政区划名称如"深圳""福田""南山"等，行政区划尾词包括"市""区""街道""社区""新区"等。深圳市整个城市实现了城市化，例如其他城市可能还会出现"县""镇""乡""村""队""组""农场"等行政区划尾词。③地址要素之间存在层级关系。例如"深圳市"包含"福田区"，"福田区"包含"红荔西路"，"红荔西路"中存在"8009 号"，"8009 号"对应着"规划大厦"。"深圳市"包括"景丽花园"，"景丽花园"中包含"1 号楼"，"1 号楼"中存在"A 单元"，"A 单元"中也包含"301 室"。④地址要素之间存在跳跃关系。如"深圳市景丽花园 1 号楼 A 单元 301 室"中缺少行政区划的"区""街道""社区"级别的限定，直接从"深圳市"跳跃到"景丽花园"，如果不同的区存在"景丽花园"就会导致歧义的产生。如"广东省中山公园"就会产生歧义，中间把城市跳跃过去了，缺少城市的限定词，很难判断"中山公园"是广州市的还是中山市的。⑤采用自然语言描述的地址要素不少，例如"交叉路口北 150 米""香蜜湖附近"等。

通过对城市地址进行分析，更好地理解城市地址要素之间的关系，为消除歧义地址提供了处理手段和方法，为建立地址要素层次模型提供了参考依据，也为后期未登录词的识别提供了参考，在一定程度上丰富城市地址语料库，为地址匹配提供了良好的数据支撑。

4.1.2　地址匹配概念

地址匹配，有学者也称之为地理编码，是把地理空间坐标赋给自然语言描述的地址或地理实体的过程，建立自然语言描述的地址与空间位置信息的对应关系，并且实现地址与空间信息的定量转换。地址匹配在物流配送、外卖送达、出租车导航等领域应用广泛。从字面的意思来看，地理编码是对地理实体分配一个独一无二的代码的过程，geocoding 可以分为 geo 和 coding 两个词,geo 是拉丁语中的地球,coding 则是对地理实体进行编码的过程,将一条信息转换为另一条对应的信息,可以理解为把地理实体信息转换为空间位置坐标信息。地理编码在定义上来看,没有任何对输入方式、编码处理和输出方式的约束,由于地址要素描述的多样化特征,地址字符串也没有长度的限制,"中华人民共和国新疆维吾尔自治区伊犁哈萨克自治州察布查尔锡伯族自治县奥依亚依拉克乡奥依亚依拉克村村民委员会古且末国历史文化遗址申报联合国教育科学文化组织世界非物质文化遗产工作领导小组办公室"号称是中国最长的地址描述,长达 93 个字,为了对地址字符串更好地分词和匹配,对以下几个与地址相关的概念进行统一说明:

(1)地址字符串:常用于描述地址,用自然语言描述的位置信息。例如"武汉市珞喻路 129 号资源与环境科学学院""武汉大学南门附近""深圳市福田区红荔西路 8009 号规划大厦"都是地址字符串,用来描述地址的位置信息,可以是标准化的,大多数情况下是非标准化的,在地址匹配过程中,需要对自然语言描述的地址进行标准化和规范化处理。

(2)地址要素:通常一个地址由多个地址要素组成,地址要素指的是特定区域内有一个地理空间实体与之对应的地址字段,每个地址要素是相对独立存在的地址字符串。例如"深圳市福田区红荔西路 8009 号规划大厦"包含了 5 个地址要素,分别是"深圳市""福田区""红荔西路""8009 号"和"规划大厦"。其中要素之间存在着层级关系,"深圳市"是该条地址字符串中最大的地址要素,包括"福田区","福田区"又包括"红荔西路"地址要素,"8009 号"只有在"红荔西路"的条件下才有意义,单独的"8009 号"没有任何地理语义,地址要素之间的层级关系也是在地址匹配过程中要考虑的因素之一。

(3)地址通名:通名表示地址要素中通有名词,常以后缀的形式展示,如"深圳市"中的"市"就是地址通名,"福田区"中的"区"和"红荔西路"中的"西路"也是地址通名。地址通名作为地址字符串中地址要素的后缀,具有很好的分词效果,通过通名把地址字符串分割成不同层级的地址要素,在地址标准化过程中可以判断地址要素的类别和层级。

(4)地址专名:地址要素由地址通名和地址专名组成,地址要素中除去地址通名后剩下的部分称为地址专名。地址专名没有统一的格式,如"深圳市"中的"深圳","福田区"中的"福田","红荔西路"中的"红荔","8009 号"中的"8009"都是地址专名,没有特定的规律和固定格式。

(5)最小地址要素:表示地址要素不可细分。例如"红荔西路"就是最小地址要素,把"红荔西路"再分割成"红""荔""西""路"就没有任何意义。

4.1.3 　地址匹配原理

地址匹配的原理是基于描述性地址信息和地图空间上的位置是一一对应关系,即任何描述性地址信息都可以用地图上的位置来表示,地图上的任何位置也可以用描述性地址来表达。地址匹配是通过对用户输入的描述性地址进行地址拆分、地址标准化、地址比对、优化并选择最佳地址返回其空间位置的一系列过程。地址匹配的基本内涵包括对地理空间对象的标记、计算和处理过程,地理空间对象包括具有地理实体意义或者具有实际意义的对象,如广场、道路、行政区划等地理要素、地理要素类和地理范围或区域。地址匹配常常用于确定某些事情的空间位置,并将其绘制在地图上对其进行空间分析,例如分析疾病在不同尺度下的聚集模式和聚群程度,分析犯罪事件易发生的区域特点,地址匹配就是为输入的地址数据返回地址数据库中最准确的匹配结果,对于输入的地址数据,返回一个具有空间坐标位置的信息并且在地图上对应标记出来。地址匹配包括正向地址匹配、反向地址匹配、批量地址匹配。正向地址匹配是从自然语言描述的地址字符串信息获取该地理实体的空间坐标信息;反向地址匹配是根据地图上的空间坐标信息获取该地址,用规范化和标准化的自然语言来描述该地址;批量地址匹配是通过自然语言描述的地址获取地址的坐标信息并且在地图上展示出来。

地名地址信息和地理坐标的对应关系如表 4-1 所示。

表4-1 　地址信息和地理坐标对应关系

地名	地址	X	Y
规划大厦	深圳市福田区红荔西路 8009 号	……	……

地址匹配过程中,需要的数据类型有两种:第一种只包含地理实体的位置信息,缺少相关的空间定位信息的地址数据,如表 4-1 中的深圳市福田区红荔西路 8009 号、规划大厦等街道地址、地名、标志物、行政区划;第二种包含地图空间参考数据,包括行政区划地图数据、道路地图数据、建筑物地图数据等,地图空间参考数据在地址匹配过程中起着参考作用。

在地址匹配过程中,地址匹配是一种数据组织、数据模型构建或数据重组的过程。地址匹配是地理空间中的间接参考系,是整合空间信息资源的重要手段,为政府部门和社会公众提供了一种基础地理信息数据框架整合信息资源提供服务。地址匹配应该包括以下几个要素:明确的地理对象、确定的参考系统、标准化的地址模型。其中参考系统可以是基于坐标的,也可以是基于地理标识的,地址就是基于地理位置标识的参考系统。地址模型决定了地址编码数据库的设计、地址标准化的过程和地址匹配的精度等。

地址匹配的概念繁多,但是其最基本的组成部分包括输入要素、输出要素、匹配算法和地址参考库。输入是用户输入的地址字符串信息,是待匹配的数据期望获得空间位置信息,对于进行地址匹配的输入数据,地址字符串也不是唯一的输入形式,还可以是人口普查编码、建筑物命名编码、门牌号码编码等,地理要素中常见的地名字典也可以作为输入要素。输出要素在一般情况下是一个地理空间坐标(X,Y)点,也可以是地理对象类型(点、线、面、体),空间数据库使得地理对象呈现多维特征。匹配算法是基于输入要素特征和属性信息从地址参考库中找到最合适的空间坐标返回地理编码。匹配算法也是地址匹配中最为复杂的部分,需要按照特定的算法从地址参考库中匹配出最佳的参考地址数据,地址匹配包括地址标准化处理、地址规范化处理和属性值放宽。标准化和规范化处理的过程需要考虑地址模型,可以采用简单的基于规范的分词解析到机器学习的概率方法,如隐形马尔科夫模型。地址参考库是地址匹配中最重要的组成部分,地址参考库中的地址数据越丰富,地址匹配准确率越高,反之越低。简单的地址匹配算法最先输入地址,然后对输入地址进行分词,移除标点符号,解析地址,再对地址进行标准化和规范化处理,去除无关信息,常见缩写代替,最后对不同级别的地址要素进行属性加权,对参考数据库中的地址进行相似度匹配,如果未发现匹配的地址记录,有必要放宽匹配需求,对设定的匹配阈值放宽,最终在地址参考库中找到匹配的地址记录。

国内学者对地址匹配的方法展开了有益的探索,陈细谦利用有限状态机对地址要素进行标准化处理,由于地址模型的不确定性,匹配成功率很低;张林曼提出一种最大正向分词算法问题,提高了地址匹配率和匹配准确度;孙亚夫在地址匹配的同时对地址要素加入判断操作,过度依赖于分词词典,提高了匹配效率;孙存群等人建立层次地址模型,把不同的地址要素根据不同级别存储在地址参考库中,减少地址库的维护代价和成本,但该模型只能匹配特定的地址形式,缺少可伸缩性;莫建文等学者利用哈希结构实现地址分词,提高了匹配的效率且解决了地址歧义问题。由于中文地址的复杂性和结构化特点,加上中文存在多义词和歧义词、地址命名规则各异、历史渊源和习惯差异、地理空间认知理论差异,与国外英文地址相比,解析较为困难,使得基于规则的地址匹配不能对基于自然语言的地名地址进行匹配和定位,提升匹配算法效率和准确率还需新的研究和探索,必须在现有模型基础上通过引入新的模型和方法。

在地址匹配过程中需要建立地址的语义形式化表达模型,保证地址的伸缩模型,生活中的地址常常以非标准的形式出现,西方国家常以"门牌号码＋街道名称"的形式存在,中国城市地址常以"住宅小区＋建筑物楼栋编号"或"组织机关部门名称＋建筑物楼栋编号"等形式出现,如"深圳市福田区景田东路 32 号景丽花园 1 号楼 2 单元 301 室""深圳市深圳大学留学生楼 301 室",有的地名地址以目标物和参照物的关系进行自然语言描述,常以"XX 中学附近""XX 花园对面""XX 路与 XX 路交叉路口南 300 米""XX 酒店东"。每一种地址描述形式都可能需要一种特殊的算法进行地理编码,而且随着地址形式化表达的多样化,地址匹配准确度和查询效率会在一定程度上降低,多样化的地址形式导致构建通用型的地址模型有一定的难度。中文地址之间没有分隔符(空格或逗号),计算机在处理中文地址时,必须弄清如何分割字符串,从地址串中提取不同级别的地址要素,地址在分词过程中如何处理歧义地址和未登录词的识别是影响匹配的两个重要问题。地名通常没有规律,且是不常用的短语,因此在切分过程中容易出现歧义,引起识别错误。

本地化也是自然语言描述地址的特征之一。每个地址都有其特定的语境,每个地名地址有其地方性特点,不同城市的人对于同一个地址尤其是简称地址有不同的认识和理解方式,如南京人的"南大"和南昌人的"南大",同样的单词描述的却是完全不同的实体,一个描述的是"南京大学",而另外一个描述的是"南昌大学",还有武汉市的"地大"和北京市的"地大"也属于类似情况,一个描述的是"中国地质大学(武汉)",另一个描述的是"中国地质大学(北京)"。社会公众对地名地址的认知情况也在一定程度上会影响地名地址的匹配准确度和满意度,计算机能够理解地址字符串中的地址元素,而地址元素之间的空间关系是计算机难以理解的,需要建立地址语义关联网对地址进行分解和析构,抽取出关键的地址要素及要素之间的空间关系,建构地址智能化匹配系统。

模糊性也是自然语言描述地址的特征之一。因为汉字不仅仅有很多同义词,还有很多近义词,导致地址匹配难以定位精准。例如"附近"就是一个描述模糊不清的词,对于一个商店来说,"附近"意味着几米的距离,对于一个学校来说,"附近"意味着几十米甚至上百米的距离,对于一个城市或者景区来说,"附近"意味着上千米的距离,对于行星来说,"附近"意味着不再近。"附近"还可以采用"旁边""周围""邻近""旁""周边"等多个词义相近的来替代,"对面"也可以分为"正对面""斜对面"等多种情况,"北"也可以用"北边""北侧""往北"等同义词来替代,中文描述的模糊性导致地址匹配难度增加,需要形式化和规范化的地名地址模型对地址进行标准化处理来提高地址匹配准确度。所以单纯的某种地址匹配方式不能满足现有的地址多样化表达,需要从语义级别对地址进行解析,挖掘地址描述中隐藏的知识和空间关系,提高计算机对地址的理解能力,从而消除地址描述中的本地化和模糊性,实现地名地址的语义检索。

4.2 地址编码数据库设计

地址编码数据库设计分为数据库总体设计、地址属性库和地址空间库设计。数据库总体设计包括数据库的设计原则、数据库的逻辑架构、数据库的入库流程等。地址空间库是存储在服务器端的地名、街道、行政区划以及一些其他与地址有关的地理空间数据组成,属性库的设计由地址数据的结构直接决定,属性库设计包括数据库中表设计、字段设置、主键、外键、表之间的关系和管理等。建立城市多尺度的地理编码数据库是进行城市地址匹配的关键所在。

4.2.1 数据库总体设计

地址编码数据库是地址编码的核心部分。我国地址编码在城市、农村之间存在显著差异,在农村地区和部分城市中还没有精确到街道门牌和建筑物普查的地址编码数据库,部分发达城市的建筑物普查数据现势性较强,不同单位收集到的地址数据也较为全面,如武汉、深圳、上海、北京等城市早已开展地址编码的研究和系统建设。有些城市既有高精度的城市地区的街道门牌地址,也有农村地区的较低精度较为分散的地址,特别是农村的住宅分布没有规律,无名道路较多,地址收集过程耗费大量的时间、精力和财力,地址普查难以完成。但是深圳市是一个非常典型的城市,自从1978年改革开放以来,经过几十年的飞速发展,深圳已经由原来的小渔村变成了现在的国际化大都市,深圳市城市化、现代化、国际化程度都远远领先国内其他城市,该城市已经全部城镇化,深圳市医学信息中心早就采集了各类疾病数据的家庭地址记录,其地址的普查和收集非常全面,全面建筑物普查使得深圳市地址的现势性非常高,而且地址数据很新,精度很高。

4.2.1.1 地址编码数据库设计原则

地址编码数据库包括属性编码和空间编码。其中空间编码是从空间关系的角度描述地名地址与其他空间实体之间的关系,空间编码采用变长的方式进行。空间编码必须满足以下特性：①编码唯一性，每个空间编码都是独一无二的，基于地图格网生产编码。②空间语义表达，空间编码描述的是地图上的某一个点，而不是自然语言地址信息的数字化表达。③地址模型的统一性，空间编码从地理位置信息来描述地址，编码与采用的地址模型无关，城市地区和农村地区的地址模型统一，不同城市之间的地址模型也具有统一性。④突破边界约束，空间编码按照地理格网进行编码，不再受制于行政区划边界的约束，空间编码不包括行政边界信息。⑤可维护性好，随着社会经济的快速发展，地址信息只会越来越多，现有的空间编码必须具有可维护性，能够方便地实现地址的增删改查操作，尽可能地按照相关规则实现自动化增加、删除和修改，建立地址历史信息库，为新旧地址之间的关系建立连接。属性特征编码主要包括各级行政区划片区信息、道路交通信息、住宅区楼栋信息、门牌号码信息、附加属性信息等。其中行政区划信息包括省级、市级、县区级、街道办事处（镇级）、社区办事处（乡村级），行政区划可以参照国家标准（GB/T 2260—2007），县级行政区划标准参照国家标准（GB/T 10114—2003）。道路包括高速公路、国道、省道、市道、县道、街道等，每个城市道路建立自己的编码体系，道路编码通过字母或者数字组合而成。第三部分住宅区楼栋信息包括社区、小区、花园、工业园，按照社区对住宅区楼栋进行编码，可以参照住宅区楼栋数据字典。第四部分门牌号码信息包括门店信息、楼牌号、层室号，可以用数字对其进行编码。最后一部分包括附加信息，例如"交叉路口北 150 米""交叉路口附近""超市东边""药店对面"等附加的自然语言描述的信息。地址编码包括主控位置编码、局部区域编码、依附实体编码和附加信息编码。主控位置包括行政区划编码，局部区域编码包括道路编码，依附实体编码包括依附的住宅区楼栋或者公共设施编码，附加码可以对地理编码进行补充完善。地址编码需要满足以下原则：

（1）标准化原则。深圳市地址编码数据库建设应该以国家、行业、地方性法律法规和国际、国内现有标准化成果为依据，以便地址数据实现多部门多行业的共享应用，也应具备一定的扩展能力来应对未来的发展变化。

（2）可扩展性。国外较成熟的地址编码软件并不适合中国国情，中英文地址表达的差异也使得不能照搬国外的地址编码软件。因此，我国城市地址编码建设应该根据软件的发展趋势，适应政府职能和服务的不断变化，采取可扩展的软件模块和组件开发方式，便于系统的集成和二次开发。

（3）实用性。该系统应该满足一般的事业单位和社会公众对于地址定位、查询和匹配的需求，力求简单清晰明了，本着实用性的出发点，满足政府部门、社会公众和企业等大多数人的需求和使用习惯。一旦地址编码不被大众认可就难以对其进行推广，所以地理编码一定具备实用性。

(4)可靠性。本系统应该采取主流的技术和软件进行开发,保证地址编码数据库系统的高质量,采用成熟的技术来降低系统的不稳定性,还应该确保有详尽的故障处理方案来确保系统的可靠性。

4.2.1.2　逻辑架构设计

深圳市地址编码数据库逻辑架构分为数据层、管理层、服务层和用户层共四层,如图 4-1 所示。其中数据层是基础,包括地名数据、行政区划数据、门牌数据、POI 数据、建筑物普查数据等;管理层包括系统对于用户、权限、模块的管理;服务层的核心部分是地址匹配引擎,包括地址编码展示系统、查询系统和匹配系统等;用户层包括企事业单位、政府部门、社会公众、Internet 用户。

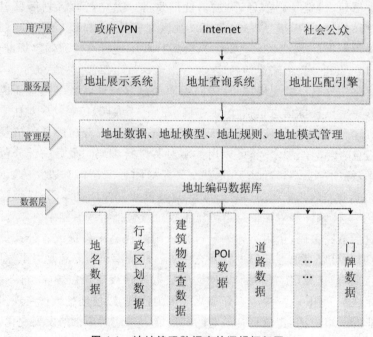

图 4-1　地址编码数据库的逻辑框架图

4.2.2　地址数据库详细设计

地址属性库设计分为地址数据结构层次设计、地址属性库结构设计、地址属性表设计三部分。标准的地址数据结构分为三层,行政区划部分、地址部分、子地址部分。其中行政区划级包括国家级、省级、市级和县区级,地址部分包括地址基本部分和地址扩展部分,子地址部分包括子地址部分和子地址扩展部分,主要结构图如图 4-2 所示。

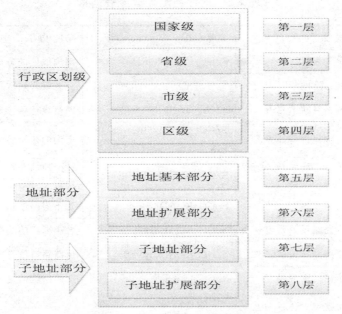

图 4-2　地址数据结构层次图

　　图 4-2 中地址基本部分是指街道、乡镇级别的地址要素,地址扩展部分是指社区、村级别的地址要素,子地址部分是指道路、支路级别的地址要素,子地址扩展部分是指号、楼、栋级别的地址要素。

　　地址层次结构图分为八级,匹配精度相当高,对于地址的语义没有任何限制和要求,层次结构之间仅仅要求上一级地址要素对下一级地址要素有空间包含或者从属关系,如第五层的街道要素在空间范围上应该包含第六层的社区要素,第八层的门牌号码要素应该依附在第七层的道路要素上。综合国内各个城市的地址编码特点,都可以根据图 4-2 对地址编码数据库进行设计和使用。

　　地址编码数据库主要包括分词表、社区空间信息表、网格空间信息表、分词尾词特征表、地址要素等级类型表、道路表、道路路段关系表、道路路口关系表、道路门牌编码表、自然村面状要素表、建筑物楼栋表、用户管理员表、公共设施表、地理编码辅助表、道路编码辅助表、地址关系表、区空间信息表、街道空间信息表、未知语法表等。具体的表标示符和各个表的功能说明见表 4-2。

表 4-2　地址匹配数据库表汇总

序号	表名	表标示符	功能说明
1	分词表	SZGC_CUTWORD	深圳地址的分词信息
2	社区空间信息表	SZGC_SQ	社区级行政区划数据
3	网格空间信息表	SZGC_GRID	网格级行政区划表
4	分词尾词特征表	SZGC_ CUTWORD _ SUFFIX	分词的常用后缀
5	地址要素等级类型表	SZGC_LEVEL_TYPE	各类地址要素的等级和权重
6	道路表	SZGC_ROAD	每条道路信息
7	道路路段关系表	SZGC_ROADSEG	各个街道的路段信息
8	道路路口关系表	SZGC_ROADCROSS	道路路口信息
9	道路门牌编码表	SZGC_DOORPLATE	道路门牌信息
10	自然村面状要素表	SZGC _ NATURALVILLAGE	自然村、工业区等面状数据
11	建筑物楼栋表	SZGC_BUILDING	楼栋信息
12	用户管理员表	SZGC_USER	管理用户
13	公共设施表	SZGC_GGSS	公共设施数据
14	地理编码辅助表	SZGC_GEOCODE_META	辅助生成唯一的地理编码
15	道路编码辅助表	SZGC_ GEOCODE _ ROAD _META	辅助生成道路唯一编码
16	地址关系表	SZGC_RELATION	POI、门牌、楼栋关系表
17	区空间信息表	SZGC_QU	区级行政区划表
18	街道空间信息表	SZGC_JD	街道级行政区划数据
19	未知语法表	SZGC_UNKNOWNGRAMMAR	未知语法组合表

地址属性库设计主要包括每一个表的字段属性,地址匹配系统中的地址库的基本属性包括 ID、NAME、GEOCODE、CENTERX、CENTERY、PINYIN、ADMINCODE、ADMIN 等。其中 ID 是每一条地址记录的自动编号,随机生成且逐渐递增,没有实际意义;NAME 表示城市地址的名称,如"深圳市深圳大学""深圳市福田区红荔西路 8009 号";GEOCODE 表示唯一的地址编码,根据所在的地址层次、地址类型不同,表示的位数也不一样,

深圳市区级编码包括 6 位数,街道级编码 3 位数,社区级编码 3 位数,网格编码 2 位数,地址要素类型编码 1 位数,局部地址编码 5 位数,所以最长的地址编码包括区级、街道级、社区级、地址要素类型、局部地址编码一共有18 位;CENTERX、CENTERY 表示该地址的地理空间坐标信息;PINYIN是该地址名称的拼音或者是拼音首字母,如果用户在进行地址匹配或者查询时候输入同音字,也可以根据拼音或者拼音首字母进行有效的查询。

　　GEOCODE 表示每个地址唯一的地址编码,参考民政部、建设部、国家测绘局颁布的行业标准,结合深圳市地名办、公安局已有管理模式,深圳市地址编码共 20 位进行编码,其中网格单元分四级共 14 位编码(依次是 6 位市辖区编码、3 位街道编码、3 位社区编码、2 位单元网格编码),1 位所属类型代码、5 位网格单元内的地址流水顺序号。地理编码不足 20 位,低位补 0表示。深圳市地址要素编码和地址匹配模型结构如表 4-3、图 4-3 所示。

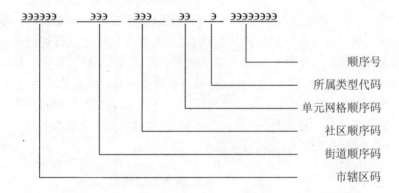

图 4-3　地址编码模型

表 4-3　地址要素编码方法表

序号	地址要素名称	编码说明
1	县级及县级以上行政区划	GB/T2260 规定的 6 位数字代码
2	街道、乡镇级行政区划	深圳地方编码 3 位
3	社区、行政村级行政区划	深圳地方编码 3 位
4	单元网格顺序码	深圳地方编码 2 位
5	地址要素类型	项目标准 1 位

续表

序号	地址要素名称	编码说明
6	局部地址详细描述	在同一单元网格内的地址点,按照自南向北、自东向西的顺序用阿拉伯数字进行编号,编码位数根据实际情况确定;5位编码

整个地址要素编码的结构示例如下:

深圳市	宝安区	沙井街道	上寮社区	元岗一路3号
440306	010	011	22	E00000079
市辖区码	街道编码	社区编码	网格编码	类型编码+流水号

行政区划类包括市、区、街道、社区名称,市辖区码目前按照 GB/T2260—2002《中华人民共和国行政区划代码》和 GB/T10114《县以下行政区划编制规则》执行。街道办编码和社区编码按照 SZDB/Z 3—2006 执行。基础网格单元编码以社区为单元按从左到右、从上到下的顺序进行编码。基础网格单元编码以每个社区为独立单元对网格单元进行编号,数字在社区范围内从01开始进行排行。社区内的网格单元排列顺序遵从从左到右、从上至下排列编号,深圳市的地址要素包括"市""区""街道""社区""道路""门牌号码""住宅小区""楼栋号码"等八个级别,具体的地址要素类型编码用不同的字母 A 到 H 来表示,如表 4-4 所示。

表 4-4　地址要素类型编码

序号	类型编码	地址要素	备注
1	A	市	市级行政区划
2	B	区	区级行政区划
3	C	街道	街道级行政区划
4	D	社区	社区级行政区划
5	E	道路	大道、路等类型
6	F	门牌号码	附属在道路上的门牌号码
7	G	住宅小区	标准住宅小区、工业园
8	H	楼栋号码	单元、楼栋、楼幢等

　　充分利用现有的基础地理空间数据库、公共设施数据库、建筑物普查数据库和深圳市统一空间基础网格数据库等数据，从行政区划更新数据、建筑物普查数据库、道路数据库、POI 数据库中抽取、解析相关行政区划数据、道路数据、门牌号码地址数据，建立深圳市统一的地址匹配数据库。

　　地址编码数据库包括基础地理空间数据库、公共设施数据库、建筑物普查数据库、地名审批库、深圳市统一空间基础网格库，建立基于地址编码数据库的系统包括地址信息查询与展示系统、地址编码数据库管理系统，并且提供地址匹配引擎，地址匹配引擎包括地址匹配、地址检索、地址 web 服务接口，其架构和表之间的关系图如图 4-4、图 4-5 所示。

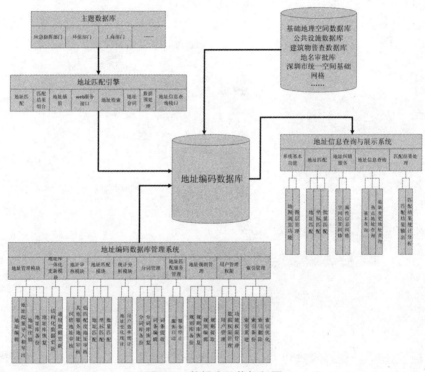

图 4-4　数据库总体框架图

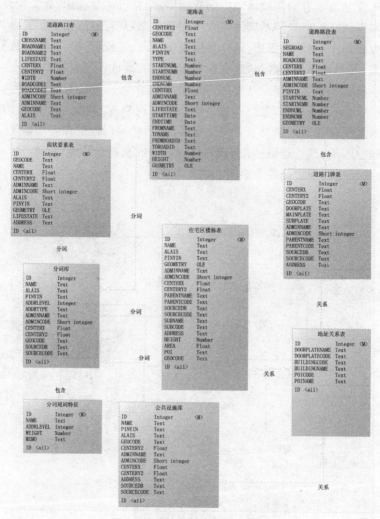

图 4-5　地址数据库实体关系图

　　道路表结构主要包括 ID 号、道路中心点的$(x、y)$坐标、道路地理编码（类型用字母 E 来表示）、道路名称、道路起始门牌号（左、右）、道路终止门牌号（左、右）、道路长度、宽度、道路所属行政区划、道路开始和结束的路段信息等必需字段，还有其他附加字段包括别名、拼音、道路类型和级别等，具体的结构如表 4-5 所示。

表 4-5　地址匹配数据库道路表结构

属性	数据类型	是否为空	注释
ID	整型	否	ID 号
CENTERX	浮点型	否	道路中心 x 坐标
CENTERY	浮点型	否	道路中心 y 坐标
GEOCODE	文本类型	否	道路的编码
NAME	文本类型	否	道路名称
ALAIS	文本类型	是	道路别名
PINYIN	文本类型	是	道路拼音
TYPE	文本类型	是	道路类型和级别
STARTNUML	整型	否	道路门牌起始号码(左)
STARTNUMR	整型	否	道路门牌起始号码(右)
ENDNUML	整型	否	道路门牌结束号码(左)
ENDNUMR	整型	否	道路门牌结束号码(右)
ADMINCODE	文本类型	否	所属行政区划编码
ADMINNAME	文本类型	否	所属行政区划
LIFESTATE	文本类型	是	道路状态
STARTTIME	日期类型	否	开始日期
ENDTIME	日期类型	否	结束日期
FROMNAME	文本类型	否	从哪条路开始
TONAME	文本类型	否	到哪条路结束
FROMROADID	文本类型	否	开始道路 ID
TOROADID	文本类型	否	结束道路 ID
WIDTH	整型	否	道路宽度
HEIGHT	整型	否	道路长度
GEOMETRY	OLE 类型	否	道路几何体

道路路段包含路段 ID 号、路段名称、道路名称、道路路段编码、道路路段中心的坐标信息、道路路段行政区划名称和编码、道路路段起始门牌号码(左、右)、道路路段结束门牌号码(左、右)、道路几何体等字段,道路路段表的具体结构如表 4-6 所示。

表4-6　地址匹配数据库道路路段表结构

属性	数据类型	是否为空	注释
ID	整型	否	ID号
SEGROAD	文本类型	否	道路路段
NAME	文本类型	否	道路路段名称
ROADCODE	文本类型	否	道路路段编码
CENTERX	浮点型	否	道路路段中心的x坐标
CENTERY	浮点型	否	道路路段中心的y坐标
ADMINNAME	文本类型	否	道路路段行政区划名称
ADMINCODE	文本类型	否	道路路段行政区划编码
PINYIN	文本类型	是	道路路段拼音
STARTNUML	整型	否	道路门牌起始号码(左)
STARTNUMR	整型	否	道路门牌起始号码(右)
ENDNUML	整型	否	道路门牌结束号码(左)
ENDNUMR	整型	否	道路门牌结束号码(右)
GEOMERTRY	OLE类型	否	道路路段几何体

　　道路路口表包括路口ID号、路口名称,道路路口地理编码、道路名称1、道路名称2、路口中心坐标信息、道路路口行政区划信息、道路路口几何体信息,具体的道路路口表结构如表4-7所示。

表4-7　地址匹配数据库道路路口表结构

属性	数据类型	是否为空	注释
ID	整型	否	ID号
CROSSNAME	文本类型	否	道路路口
GEOCODE	文本类型	否	道路路口编码
ROADNAME1	文本类型	否	道路1
ROADNAME2	文本类型	否	道路2
CENTERX	浮点型	否	道路路口中心的x坐标
CENTERY	浮点型	否	道路路口中心的y坐标

属性	数据类型	是否为空	注释
ADMINNAME	文本类型	否	道路路口行政区划名称
ADMINCODE	文本类型	否	道路路口行政区划编码
PINYIN	文本类型	是	道路路口拼音
GEOMERTRY	OLE 类型	否	道路路口几何体

　　面状要素包括 ID 号、地理编码、面状要素名称、面状要素的中心点坐标、面状要素的所属行政区划信息、面状要素的地址等,具体的面状要素表结构如表 4-8 所示。

表 4-8　地址匹配数据库面状要素表结构

属性	数据类型	是否为空	注释
ID	整型	否	ID 号
GEOCODE	文本类型	否	面状要素地理编码
NAME	文本类型	否	面状要素名称
CENTERX	浮点型	否	面状要素中心的 x 坐标
CENTERY	浮点型	否	面状要素中心的 y 坐标
ADMINNAME	文本类型	是	所属行政区划
ADMINCODE	文本类型	是	所属行政区划编码
ALAIS	文本类型	是	别名
PINYIN	文本类型	是	面状要素拼音
GEOMETRY	OLE 类型	否	面状要素几何体
LIFESTATE	文本类型	是	面状要素状态
ADDRESS	文本类型	否	面状要素的地址

　　住宅区楼栋表包括 ID 号、楼栋名称、楼栋所属行政区划信息、楼栋中心点坐标、楼栋上一级地址名称、楼栋数据来源、楼栋数据来源地址编码、楼栋区地址信息、住宅区楼栋高度、面积信息、兴趣点 POI、楼栋地址编码,具体的住宅区楼栋表结构如表4-9所示。

表 4-9 地址匹配数据库住宅区楼栋表结构

属性	数据类型	是否为空	注释
ID	整型	否	ID 号
NAME	文本类型	否	住宅区楼栋名称
ALIAS	文本类型	是	别名
PINYIN	文本类型	是	拼音
GEOMETRY	OLE	否	几何体
ADMINNAME	文本类型	是	所属行政区划
ADMINCODE	文本类型	是	所属行政区划编码
CENTERX	浮点型	否	住宅区楼栋 x 坐标
CENTERY	浮点型	否	住宅区楼栋 y 坐标
PARENTNAME	文本类型	是	上一级名称
PARENTCODE	文本类型	是	上一级地址
SOURCEDB	文本类型	否	住宅区楼栋地址来源
SOURCECODE	文本类型	否	住宅区楼栋地址编码
SUBNAME	文本类型	是	住宅区楼栋下一级名称
SUBCODE	文本类型	是	住宅区楼栋下一级编码
ADDRESS	文本类型	否	住宅区楼栋地址
HEIGHT	浮点型	是	住宅区楼栋高度
AREA	浮点型	是	住宅区楼栋面积
POI	文本类型	是	兴趣点
GEOCODE	文本类型	否	楼栋地址编码

道路门牌表包括 ID 号、道路门牌的中心点坐标、道路门牌地址编码、道路门牌号码、道路门牌主号码、道路门牌子号码、道路门牌所属行政区划、所属行政区划编码信息、道路门牌地址、道路门牌地址来源、道路门牌地址来源编码、道路门牌上一级名称和地址信息,具体的道路门牌表结构如表4-10所示。

表 4-10　地址匹配数据库道路门牌表结构

属性	数据类型	是否为空	注释
ID	整型	否	ID 号
CENTERX	浮点型	否	道路门牌 x 坐标
CENTERY	浮点型	否	道路门牌 y 坐标
GEOCODE	文本类型	否	道路门牌地址编码
DOOORPLATE	文本类型	否	门牌号
MAINPLATE	文本类型	否	主门牌号码
SUBPALTE	文本类型	否	子门牌号码
ADMINNAME	文本类型	是	所属行政区划
ADMINCODE	文本类型	是	所属行政区划编码
PARENTNAME	文本类型	是	上一级名称
PARENTCODE	文本类型	是	上一级地址
SOURCEDB	文本类型	否	道路门牌地址来源
SOURCECODE	文本类型	否	道路门牌地址编码
ADDRESS	文本类型	否	道路地址

地址关系表包括 ID 号、门牌号码名称、门牌号码编码、建筑物名称、建筑物编码、兴趣点编码、兴趣点名称,地址关系表具体的结构如表 4-11 所示。

表 4-11　地址匹配数据库地址关系表结构

属性	数据类型	是否为空	注释
ID	整型	否	ID 号
DOORPLATENAME	文本类型	否	门牌号码名称
DOORPLATECODE	文本类型	否	门牌号码编码
BUILDINGNAME	文本类型	否	建筑物名称
BUILDINGCODE	文本类型	否	建筑物编码
POINAME	文本类型	否	兴趣点名称
POICODE	文本类型	否	兴趣点编码

公共设施表包括 ID 号、公共设施名称、公共设施地址编码、公共设施中

心的坐标、公共设施行政区划编码、公共设施地址来源、公共设施拼音、公共设施简称等信息,公共设施表结构如表 4-12 所示。

表 4-12　地址匹配数据库公共设施表结构

属性	数据类型	是否为空	注释
ID	整型	否	ID 号
NAME	文本类型	否	公共设施名称
PINYIN	文本类型	是	公共设施拼音
ALAIS	文本类型	是	公共设施别名
GEOCODE	文本类型	否	公共设施地理编码
CENTERX	浮点型	否	公共设施 x 坐标
CENTERY	浮点型	否	公共设施 y 坐标
ADMINNAME	文本类型	是	公共设施所属行政区划
ADMINCODE	文本类型	是	公共设施所属行政区划编码
ADDRESS	文本类型	否	公共设施地址
SOURCEDB	文本类型	是	公共设施来源
SOURCECODE	文本类型	是	公共设施来源编码

分词尾词特征表包括 ID 号、分词尾词名称、分词尾词级别、分词尾词权重、分词尾词备注信息,分词尾词特征表结构如表 4-13 所示。

表 4-13　地址匹配数据库分词尾词特征表结构

属性	数据类型	是否为空	注释
ID	整型	否	ID 号
NAME	文本类型	否	分词尾词名称
ADDRLEVEL	文本类型	否	分词尾词级别
WEIGHT	浮点型	否	分词尾词权重
MEMO	文本类型	是	分词尾词备忘录

分词库包括 ID 号、分词名称、分词拼音、分词地理编码、分词类型、分词所属行政区划、分词中心点坐标、分词来源地理编码等信息,分词库的具体结构如表 4-14 所示。

表 4-14　地址匹配数据库分词库表结构

属性	数据类型	是否为空	注释
ID	整型	否	ID 号
NAME	文本类型	否	分词名称
PINYIN	文本类型	是	分词拼音
ALAIS	文本类型	是	分词别名
GEOCODE	文本类型	否	分词地理编码
ADDRLEVEL	文本类型	否	地址分词类型
ADDRTYPE	文本类型	否	分词类型
ADMINNAME	文本类型	是	分词所属行政区划
ADMINCODE	文本类型	是	分词所属行政区划编码
CENTERX	浮点型	否	分词中心点 x 坐标
CENTERY	浮点型	否	分词中心点 y 坐标
GEOCODE	文本类型	否	分词地理编码
SOURCEDB	文本类型	否	分词来源数据库
SOURCECODE	文本类型	否	分词来源地理编码

4.3　地址数据入库流程

地址编码数据库入库流程图主要包括不同来源的地址审核、地址的标准处理、地址入库、地址管理、地址维护以及地址查询、展示和匹配等应用，流程图如图 4-6 所示。

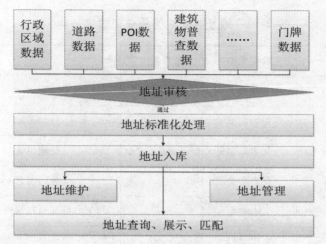

图 4-6　地址编码数据库入库流程图

4.3.1　地址数据入库

根据基于关联规则的自适应地址模型,发现地址数据中常用的包括行政区划地址模型、道路门牌号码地址模型和住宅小区地址模型三种。分别对这三种地址模型进行标准化地址数据入库,因为道路门牌数据和住宅小区数据都依附于行政区划,所以最先更新的是数量最少的行政区划数据,其次更新道路数据,最后更新附属在道路和住宅小区的门址数据。

4.3.1.1　行政区划数据入库流程

行政区划数据在空间划分和空间定位方面起到很重要的作用。深圳市在空间层次上形成市政府、区政府、街道、社区和网格单元五个层面,为了获得最新的各级网格变更信息,实施网格数据的更新,需要形成一个从市、区到各个街道办的调查过程,获取最新的街道和社区的变动信息。

行政区划数据的变化包括名称的变化、编码的变化、空间实体的变化。通过对新旧数据的比较确认是否有同名实体,再根据 Geocode 与空间相似度的比较,确认行政区划变化情况,具体有:①匹配到同名实体,Geocode 没有变化,且空间相似度大于 0.99,则没有发生变化。②匹配到同名实体,Geocode 没有变化,且空间相似度小于 0.99,则只有空间实体发生变化。③匹配到同名实体,Geocode 发生变化,且空间相似度大于 0.99,则只有 Geocode 发生变化。④匹配到同名实体,Geocode 发生变化,且空间相似度小于 0.99,则 Geocode 和空间实体均发生变化。⑤没有匹配到同名实体,则重新比较新旧表的 Geocode,如果 Geocode 不同,则增加新的空间实体。
⑥没有匹配到同名实体,则重新比较新旧表的 Geocode,如果 Geocode 相同,且空间相似度大于 0.99,则名称发生变化。⑦没有匹配到同名实体,则重新比较新旧表的 Geocode,如果 Geocode 相同,且空间相似度小于 0.99,则名称和空间实体均发生变化。

行政区划入库流程如图 4-7 所示。

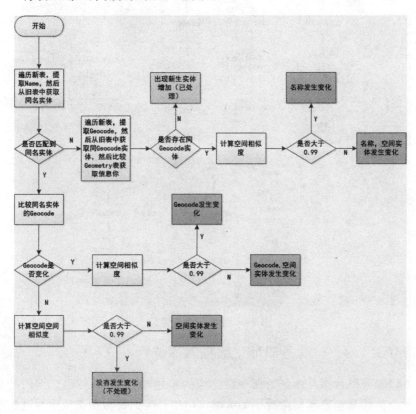

图 4-7　行政区划入库流程图

4.3.1.2　道路数据入库流程

道路数据跟行政区划数据一样,在空间划分和空间定位方面起到很重要的作用,道路数据不仅本身就是一类重要的数据,同时其他地址数据也可能依附于道路数据才存在,比如门牌数据,都是依附于道路而存在的。

道路的变化主要有道路名称发生变化,道路空间实体发生变化,新增加了道路,旧的道路消失等情况。从道路数据本身来说,主要有道路名称的变化、空间实体的变化、道路的增加。在更新时,首先判断是否存在同名道路,如果是同名道路,则需要判断道路的空间相似度,若大于 0.8,则道路没有变化,若为 0.5～0.8,则道路空间实体发生变化,若小于 0.5,就是新增加了一条同名道路;如果不存在同名道路,则也需要计算过滤后道路之间的空间相似度,如果在阈值范围内,则是道路名称发生了变化,否则,就是新增加了一条非同名道路。道路数据入库流程如图 4-8 所示。

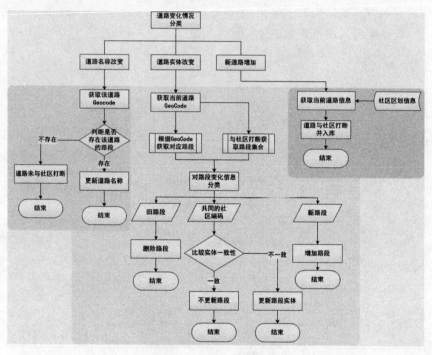

图 4-8　道路入库流程图

4.3.1.3　门牌号码地址数据入库流程

门牌号码数据是地址数据中最详细的描述部分,门牌号码数据的准确性和全面性是地址匹配准确率的关键。门牌号码地址数据是依附在道路上或者住宅小区上的点状地址信息,其编码规则按照街、道、路两侧的建筑物分单双号进行编码。深圳市的道路南侧为单号,北面为双号;道路东侧为单号,西侧为双号。住宅小区内的建筑物按照顺序进行统一编码,一般按照××小区 1 栋、2 栋、……、n 栋进行编码。从建筑物普查数据中提取道路门牌信息,门牌号码地址数据入库流程图如图 4-9 所示。

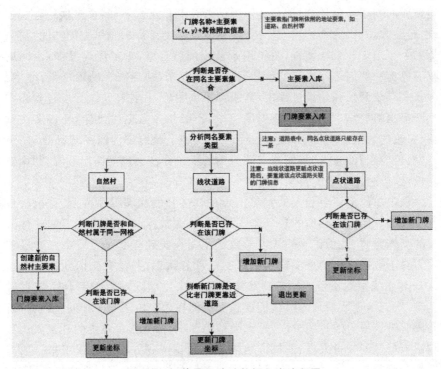

图 4-9　门牌号码地址数据入库流程图

4.3.2　地址数据质量检查

4.3.2.1　影响数据质量的因素

通过总结分析,发现影响数据质量的主要因素如下:①由于历史原因,造成地址数据收集的不规范、地址标准化不统一。②数据库系统设计缺乏远见,需求不明确,且数据库可扩展性和可维护性差。③对数据准备不足,数据入库没有进行必要的检查,导致数据库存在大量的"脏"数据。④缺少数据质量的监督和控制措施。⑤数据现势性差,缺少及时的数据库更新和删除。

发达国家很早就开始了信息化建设,而我国信息化建设刚刚起步,历史上收集的地址数据较为分散,比如深圳市门牌数据是由公安局收集的,地名库则是由民政局收集的,而行政区划数据是由规土委负责,由于不同部门、不同年份、不同硬件设备条件,甚至是不同业务之间的数据口径都不一样,加上各个部门之间的瓜葛关系,很难建立统一的共享数据平台。尽管我国地址数据非常丰富,每个城市都有自己的地名地址库,也能够用,但是地名地址库的利用率极低,对于地址数据的开发利用远远不够,很多项目重视建设,轻验收,重视内部使用,轻外部使用。地名地址库只顾单一的功能目标,例如今年用于建筑物普查,明年用于公安门牌普查,重复性建设多,不同的政府机构和部门之间沟通的桥梁没有建立起来,缺乏统一的顶层设计。我国很多系统开发和建设过程中,需求都不太明确,往往在系统开发过程当中不断提出新的需求,为了适应新的需求,不断修改数据库设计,经过多次调整、修改的数据库使得系统的研发周期长,加上政府部门的系统都具有"重开发、轻应用"的特点,不能被广泛应用的系统往往会成为僵尸系统,利用效率极低,可利用的程度自然不高。

很多单位把资金和人员大都投入在软件开发和编程项目上,重视软件开发和编程而轻视数据的现象非常严重,认为数据收集的工作不如软件开发的工作重要,这种错误的认识导致数据库系统建立起来之后难以开展应用。对于数据工作的难度缺少正确的估计和认识,并没有认识到地理数据在 GIS 系统中的重要性。等到系统研发结束之后发现数据不合适或者数据难以拿到,导致系统的可移植性和可扩展性差。由于很多查询、检索系统并没有进入最后的应用阶段,只有简单的测试,加上很多系统的开发人员和测试人员是同一批人员,使得应用阶段的数据问题并没有暴露出来。数据质量的监督和控制往往被忽视了,绝大多数单位和政府部门在数据准备、数据录入过程中都缺少数据审核、质量控制阶段。

4.3.2.2　保障数据质量的方法

地址数据需要考虑的两个重要方面是地址数据的完备性和数据质量。完备性是指数据在该行政区划内的完整程度,尽可能详细和完整地采集该区域内的所有地址数据。地址数据质量主要是地址数据的规范性和准确性,规范性是指数据采集是否符合系统研发和地址匹配应用的需要,准确性是指在地址匹配等应用过程中匹配的准确程度。保障数据质量的方法主要有数据采集校验和数据库的维护更新。采集过后的数据应该进行审核和校验,可以根据应用需求,有针对性地对门牌地址和企事业单位地址进行审核和校验,还可以根据权威的参考数据和资料进行审核和校验,用来检验数据的完备程度。我国城市化现代化建设速度非常之快,有些道路的新增、变化使得道路门牌也会发生变化,这就需要对数据库中变化的地址进行更新和维护。对于城市变化的区域,可以通过城市动态变化和城市信息共享来更新和维护地址数据库,如通过规划、公安、民政部门的地址变更记录更新地址数据库,还可以通过每年的航拍图像动态变化确定城市变更区域,再对该区域内的地址进行重新采集入库。深圳市的建筑物普查数据采用增量更新的方法对地址数据库进行有益的补充,该方法工作量小,更新效率快。

4.4 本章小结

本章重点介绍了城市地址的基本情况、地址匹配的原理、地址编码数据库设计和地址数据的入库流程。

首先介绍了城市地址的基本情况,随着社会经济的快速发展,城市地名地址数量激增,城市地址模型也因城市的历史文化背景不同导致命名各异。地址匹配的基本原理,其基本思想是基于地址地名一一对应的关系,其地址是用来描述地图上的空间位置信息,而地图上的空间位置都可以用地址来描述,地址匹配包括正向地址匹配、反向地址匹配、批量地址匹配。正向地址匹配是从自然语言描述的地址获取该地理实体的空间坐标信息;反向地址匹配是根据地图上的空间坐标信息获取该地址,用规范化和标准化的自然语言来描述该地址;批量地址匹配是通过自然语言描述的地址获取地址的坐标信息并且在地图上展示出来。如何通过地址数据来确定其空间位置就是地址匹配的主要内容,地址匹配过程中的基本要素:输入地址、地理参考系、标准化的地址模型等。输入地址是待匹配的地址数据,地理参考系就是基于地理位置标识的参考系统,标准化的地址模型是第 3 章提出的基于关联规则的自适应地址模型。通过地址匹配最后确定地址的空间位置信息并在地图上反映出来。

其次介绍了地址匹配的数据库设计。标准的地址数据结构分为三层:行政区划部分、地址部分、子地址部分。其中行政区划级包括国家级、省级、市级和县区级,地址部分包括地址基本部分和地址扩展部分,子地址部分包括子地址部分和子地址扩展部分。从地址数据库的总体设计、地址属性库设计两个方面对地址编码数据库进行分析和设计。数据库的总体设计确定了地址编码数据库的设计原则和逻辑架构。地址属性库设计包括确定地址的逻辑层次结构图、地址属性表设计等,设计了行政区划库、道路库和门牌地址库以及其他辅助库。

最后详细介绍了地址数据的入库流程,包括行政区数据库入库、道路数据入库和门牌号码地址入库等,还包括从地址库中提取文中分词库建立词典。依据基于关联规则的自适应城市地址模型,对不同的城市地址模型行政区划地址模型和道路门牌号码地址模型和住宅小区地址模型,进行地址数据的入库,为后续的地址匹配建立标准化地址数据库,并分析了影响地址数据的质量的主要因素以及提出了保障地址数据质量的方法。通过对地址数据质量的影响原因进行分析并总结,提出了解决深圳市地址数据质量的解决方案,即首先要对入库的地址进行审核和检验,保证入库的地址都是完整无缺的,其次要对入库地址进行有益的补充和更新,随着城市的快速发展,很多地名地址和道路都是新建的,还有部分的建筑物由于拆迁的原因导致地名进入历史库,需要及时更新入库和删除旧地址记录。

第 5 章　基于地址要素逆向对齐的莱文斯坦地址匹配研究

5.1　地址匹配流程

地址匹配是依据一定的匹配策略比对自然语言描述的地址字符串和数据库中的标准化地址字符串,有必要时进行地址空间插值运算,选取数据库中最接近的地址记录并返回该标准化地址空间坐标在电子地图中标明的过程。地址匹配包括输入自然语言描述的中文地址信息、调用匹配服务策略和引擎、输出匹配结果三部分。输入信息有很多不同的类型,如规范化、口语化、带语义的地址字符串等,地址匹配引擎需要对用户输入的地址信息进行解析,在地址库中找寻到用户最想要的地址坐标并返回之。地址匹配引擎既能实现单个地址的匹配,也能完成批量的地址匹配,还能完成逆向匹配。逆向匹配是通过输入坐标信息找寻到标准化的地址信息。地址匹配引擎能够实现多种地址匹配的城市定位,地址匹配在城市物流配送、通信邮寄、外卖送达、地图导航等多个应用领域取得了较好的效果。

地址匹配流程是对中文地址进行分词,得到地址要素,然后对地址要素进行标准化规范化操作,按照地址模型组合给不同层级的地址要素赋予权重,并与已经建好的标准化地址库中的地址记录的相似度比较,找出相似度最高的地址记录并返回空间坐标,设定相似度的阈值,若比对成功(相似度高于设定的阈值),则返回与地址数据库中相匹配的地址记录的空间坐标信息,若比对不成功(相似度低于设定的阈值),则需要降低相似度的阈值重新查找地址获取返回匹配失败,最终获得自然语言描述的中文地址的大概位置。地址匹配流程中主要涉及地址要素的中文分词、地址要素地址标准化、地址匹配算法等过程。下面简单介绍中文分词、地址标准化和地址匹配。

5.1.1　中文分词方法概述

中文分词是地址匹配中的重要步骤,其具体含义是把待匹配的字符串通过分词算法分解成多个地址要素,然后根据地址要素匹配的结果找到该字符串最接近的地址,并返回该地址的空间坐标信息。学者们采用了很多中文分词方法进行地址匹配,也取得了不错的效果,孙亚夫等利用正向最大匹配算法进行地址匹配(孙亚夫,陈文斌,2007),张铁燕等结合地址模型采用逆向最大匹配算法分词并进行地址匹配(张铁燕等,2005),郭会提出了一种基于中文地址自动机的分词方法(郭会等,2008)。

地址匹配过程的中文分词的效果关系到地址匹配的准确度和精度,合理的中文分词能够提高地址匹配的精度和准确度。国内外很多学者都对中文分词展开了广泛的研究,提出了很多中文分词的方法,这些算法大致可以分为以下几类:机械分词法、基于统计的分词法和基于理解的分词法。具体分词方法包括最大匹配法、最小匹配法、逐词遍历法、设立切分标志法、最佳匹配法、有穷多层次列举法、二次扫描法、基于词频统计的分词法、基于期望的分词法、联想-回溯法、双向扫描法、邻接约束法、邻接知识约束法、最少分词词频选择法、专家系统法、神经元网络法、双数组 Trie 分词法等。

常用的分词工具有基于开源的 Lucene、第三方中文分词器。Lucene 分词器中包括标准化分词器和中文分词器,但是对于中文分词缺少提取语义信息,得到的不是一个个词,而是中文单字,里面还有 StopAnalyzer 停留词可以完成过滤作用。CJK 分词器能够实现二元切分,把句子中每相邻的两个字组成一个词,但存在大量冗余且正确率有待进一步提升。JE 分词器采用的是最大正向匹配算法,比 CJK 分词器算法效率要高,且支持分词词库动态更新和扩充。IK 分词器以正反向全切分,该方法随着地址长度的增加开销呈指数级增加,时空开销较大,默认有 27 万词汇量,且支持词库扩展和配置自定义的词库文件。Paoding 分词器按照内容的最大次进行切分,支持不限定个数的自定义词典是它独有的优点。Mmseg4j 分词器提供基于正向匹配算法的分词方法,采用的是搜狗词库。Imdict 分词器是中科院设计的一款基于 java 的中文分词智能分析器,采用基于隐形马尔科夫模型计算地址的最似然切分,利用语料库统计词频和迁移概率,增加了未登录名的自定义词库。

5.1.1.1 机械分词法

分词中基于字符串匹配的方法也称为机械分词法,该方法需要准备一个大词典,然后将需要解析的字符串按照一定的规则和大词典中的词条逐一匹配,一旦匹配成功,就把匹配成功的词拆分出来,否则需进行下一步相关处理。根据字符串的匹配方向不同分为正向匹配和逆向匹配;根据优先匹配字符串的长度分为最大匹配和最小匹配;根据是否与词性标注结合可以分为单纯分词法和分词标注相结合法。基于字符串匹配的常用方法有基于字符串的最大匹配法(Max Matching)、基于字符串的最小匹配法(Min

Matching)、基于字符串的逐词匹配法和基于字符串的最佳匹配法(Optimum Matching)几种,其中匹配又可以分为正向匹配(Forward Matching)、逆向匹配(Reverse Matching)、批量匹配(Batch Matching)。杨建林等人按照词库从小到大进行存放,分词优先处理两字词,提高了分词的速度和准确率。吴远胜等学者提出一种新的单扫描分词法,采用最大匹配分词方法对词条长度和词进行索引检索,时间复杂度为 O(2)。张李义等学者设计基于逆向匹配的中文分词算法,不统计词频处理 3800 多个汉词,统计时每秒钟处理 2600 多词,分词的准确率达到了 99%。李振星提出了全二分最大匹配算法,采用哈希和完全二分查找,时间复杂度为 O(1.5)。骆正清提出了改进的 MM 算法,采用词尾歧义检查、加字最大匹配和归右原则消除分词中的歧义,提高了分词的准确度。基于字符串匹配的分词非常简单,容易理解,易于实现,但是也存在匹配速度有待提升,缺乏智能性等缺点。

正向最大匹配要求每一个字符串切分结果中词组数最少。比如"深圳市规划与国土资源委员会"很有可能被切分为"深圳市\规划\与\国土\资源委员会",该结果中一共包含 5 个词,但是为了实现最大匹配,可以把"规划与国土资源委员会"作为一个整体的词进行处理,因此把上面的字符串切分为"深圳市\规划与国土资源委员会",一共包含 2 个词。根据最大匹配的原则,后一种分词结果将作为我们的选择。如图 5-1 所示。

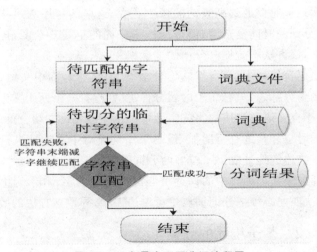

图 5-1　正向最大匹配分词流程图

逆向最大匹配分词法和正向匹配分词法正好相反,待切分的临时字符串是从字符串前端减一字符串继续匹配,是从字符串的末端扫描到前端的过程。例如地址"深圳市福田区红荔西路 8009 号",首先匹配的是"8009 号",然后是 "红荔西路",接着是"福田区",最后才是"深圳市"。切分效果虽然一样,但是匹配方向有所不同。单从字符串匹配的错误率上来看,统计结果表明正向最大匹配分词的错误率为 1/169,逆向最大匹配分词的错误率为 1/245,逆向最大匹配分词法的准确率明显要高于正向最大匹配分词(张启宇等,2008)。

最大匹配分词法存在一定缺陷,会受词典词长的限制,词长过短,长词就会被切错,词长过长,查询匹配的效率就会降低,难以发现交叉型歧义,最大的匹配不一定是想要的分词结果。双向匹配分词法综合正向最大匹配分词法和逆向最大匹配分词法,如果两种分词方法得到的匹配结果相同,则认为分词正确,否则,按最小集处理。该法能够提高分词的准确率,但是在效率方面有所降低。最少切分方法是使自然语言描述的地址切分的词语个数最小的方法。

基于字符串的匹配分词算法简单,容易实现,切分速度较快。但是此方法在中文信息处理过程中用得较少,因为该方法不能处理词典中未登录词,例如新的地址在词库中不存在,利用字符串切分方法就显得无能为力;也不能处理分词歧义问题,如果分词产生了歧义,基于字符串的匹配方法也无法解决,但是最后会把多种意义的地址全都匹配出来以供用户进一步选择。该方法一般作为分词系统中的初分手段,然后继续处理提高分词的准确率。

最佳匹配分词利用词典中词频顺序排列,高频词排在前面,低频词排在后面。检索地址时候遇到高频词的概率更大,这样的排序顺序能减少分词时间,降低分词的时间复杂度,但是增加了分词的空间复杂度,提升了中文分词的速度,该方法不能提高分词的准确率和精度。

在英语语言体系中,有自然的切分标志(空格符),而中文地址中,没有天然的词的切分标志,只有句子的切分标志(标点符号),而中文地址不属于句子,是基于自然语言描述的字符串地址。由于需要设立切分标志,该方法导致分词的时空复杂度有所增加,但是采用词典对中文地址进行切分对基于自然语言描述的地址取得了较好的分词效果。

逐词匹配法是把词典中的词逐个匹配待处理的字符串,无论分词词典的大小,每次匹配必须把分词词典进行遍历一次,导致该方法的效率较低。

5.1.1.2 基于统计的分词

基于统计的分词是通过计算概率的方式进行分词,一般来说,词是字的组合,相邻的字同时出现的次数越多,越有可能是一个词。因此可通过计算上下文中相邻字联合出现的概率来判断它们成词的概率,该方法不需要词典,只需要统计语料库中的词组频率。统计分词的优点是不受待分词文本的限制,不需要预设词典,缺点在于需要大量的训练语料库,计算量很大,分词的准确率与语料库有关。

　　基于统计的分词包括基于 EM 算法的分词法和变长分词法。李家福提出一种基于 EM 算法训练的零阶马尔科夫模型,取得了很好的分词效果,回调率和精度都在 90% 以上(李家福,张亚非,2002)。王伟等人提出了一种基于 EM 非监督训练的分词算法,正确的切分率达到 85%(王伟等,2001)。高军改进了 n-gram 方法,提出了基于极限熵的最大似然度变长语料自动分词法,正确率高达 94%(高军,陈锡先,1997)。基于统计的分词由于缺少大量的语料库,需要设定词频的合适阈值,例如"西山路"中的"西山"出现的次数可能远远小于"山路"的次数,因此,统计方法需要采用人工干预补全地址词库。基于统计的分词有着基于字符串分词无法比拟的优点,不受待处理文本的限制,能够识别新词,具有智能排查歧义词,但是在建立统计模型时需要训练参数,需要大量的训练样本,分词精度与训练样本关系非常大,不同的训练样本得到的分词结果不一样,经常会抽取"这一"出现次数高但是不是词的常用字组,在样本训练时需要大量的计算。中文分词产生歧义主要由于交集型歧义和组合型歧义。其中交集型歧义如 XYZ,XY 和 YZ 都是常用词语,例如"脑海里"中的"脑海"和"海里"都可以分词,"白天鹅"可以切分为"白天|鹅"和"白|天鹅",两种切分效果都是对的,需要考虑上下文的语境进行词语的切分。组合型的歧义对于字符串 XY,X,Y 和 XY 都是词,例如字符串"春风得意"中"春风""得意"和"春风得意"都是词,"武汉市长江大桥"可以分解成"武汉市|长江大桥",也有人把它分解成"武汉市长|江大桥",也需要根据上下文来进一步分词。基于字符串和基于统计的词频分词法无法解决类似的歧义问题,如想进一步解决该问题,需要运用本体论的思想建立词汇的语义网和形式化表达方式。基于统计的方法也无法解决未登录词,需要建立未登录词词典,如果没有未登录词典的话,假设分词词典中不存在"宝安",那么基于自然语言描述的地址要素"宝安区"就会被切分成"宝|安|区",单独的"宝""安""区"是没有意义的,只有"宝安"在一起才有意义。

5.1.1.3　基于理解的分词

　　基于理解的分词包括专家系统分词法和神经网络分词法,也称为人工智能分词法。基本思想是利用句法、语义分析进行分词,同时还可以处理分词歧义现象。一般包括总控部分、分词子系统和句法语义系统。需要大量的语义和句法信息来对词语进行判断和理解。基于语义分词方法有邻接约束法、综合匹配法、后缀分词法、语法分析法、矩阵约束法、特征词库法、扩充转移网络法等。

专家系统分词方法试图让计算机能够代替人类的思考,它把中文分词作为一个知识推理的过程,使用计算机来模拟人对字符串结构的理解。利用词法、词义等信息并根据大量的语料库汉字特点进行分析,找出最符合原字符串的分词结果。该方法需要大量的语言学知识和语料库信息,并且需要考虑语言学知识的表达方式、语料库和知识库的逻辑结构,由于汉语言知识比英文结构更加复杂,其理解难度要高出很多,把语言学信息组成机器可以直接读取的形式是非常难的,因此需要计算机利用合适的算法、模型进行大量的计算,制订汉语言知识表达的规则。目前专家系统分词的方法应用较少,尚处于实验期,徐辉等学者设计了一种书面汉语自动分词专家系统(徐辉等,1991)。

神经网络分词法也是利用计算机的自学习和训练不断模拟人脑的运行,利用非线性非逻辑的信息处理方法来解决中文分词的过程。其关键在于知识库的组织和网络推理机制的建立。神经网络具有联想、容错、记忆、自组织、自适应、自学习等优点,可以不断地进行学习、优化,缺点在于网络连接模型过于复杂,训练时间长,对未登录词不能正确地处理和切分。

专家系统分词和神经网络分词是未来中文分词的发展方向,尹锋以神经网络为基础,实现了一种基于神经网络的汉语分词系统(尹锋,1998)。很多专家学者对中文分词取得了阶段性的成果,但是由于中文的博大精深,还没有出现一种十全十美的分词算法,还需要通过不断的研究和探索对中文分词建立新的模型和方法,使得中文分词的效率和准确率进一步提升。

5.1.2　地址标准化

地址数据标准化是根据设计的地址模型和数据库结构对自然语言描述的地址数据进行解析、重构的过程。地址的标准化处理包括把地址转换成一种常用的规范化的表达形式,例如纠正地址名称中拼音,对于存在逻辑矛盾的地址进行核实和验证。由于地址数据的复杂性和各个地区命名规范的不统一,要提高地址匹配的准确率,就必须按照标准的地址模型对地址字符串进行拆分,对地理要素进行编码,实现地址的标准化,从而满足地址匹配的要求。

5.1.2.1　地址标准化模型

中国地址非常复杂,但是为了更好地分析地址字符串以便对其进行标准化,简单介绍下地址字符串中的基本组成部分。日常生活中用到的门牌地址或者标志物都可以称为地址字符串,如规划大厦、深圳市福田区红荔西路 8009 号。地址要素是指地址字符串中相对独立的部分,不可再细分的一个整体要素,如深圳市、福田区、红荔西路、规划大厦都可以作为最小的地址要素,再对地址要素细分就没有实际意义了。地址通名是指每一类地址要素的相同字符的后缀,后缀字符串就构成了地址要素中的地址通名,如深圳市中的"市",福田区中的"区",红荔西路中的"西路",规划大厦中的"大厦"都可以称为地址通名。地址专名是地址要素中除去地址通名之后剩下的部分,如深圳市中的"深圳",福田区中的"福田"等。

利用深圳市建筑物普查数据构建的基于关联规则的自适应地址模型把地址分为行政区划地名、道路、门牌地名、兴趣点、片区、楼栋地名等。行政区划是指行政管辖的范围,包括市级、区级、街道级和社区级行政区划范围。道路地名是指划分车道和人行便道的交通通行区域,根据通行量和道路的宽度可以分为主干道、支路等。片区地名是指居住相对集中的生活聚集地,包括小区、工业园、村落等。标志物是指具有纪念意义的地标性建筑或者交通运输设施,指人们普遍知道或者了解的建筑,包括广场、公园、名胜古迹、博物馆、学院、医院。兴趣点是指具有地理指示作用的小型店铺、公共设施、公司单位等。门址和楼址是用来区分门和楼的规范名称的文字描述,包括门牌地址和楼栋地址,一般门址由道路名和门牌号码组成,楼栋地址由片区名称和楼栋号码组成。地址模型又分为三个不同层次,第一层是各级行政区划层,第二层是道路和片区层,第三层是门牌号码、楼栋号码、兴趣点、标志物层。三个层次之间的关系是"和"的关系,相同层次内部的关系是"或"的关系,例如地址可以由行政区划、道路、门牌号码组成,也可以由行政区划、道路、标志物组成,还可以由行政区划、道路、兴趣点组成。地址组合方式多样化,有的公共设施表达甚至直接跳跃地址要素的中间层,例如深圳市莲花山公园,更简便的直接用莲花山公园描述,缺少中间的行政区划层、道路和门牌号码层。

标准地址由两个大部分构成,"::="表述由什么组成,其组合原则如下:

<标准地址> ::= <行政辖区名称> <局部地址描述>…<局部地址描述>

其中<行政辖区名称>为政区类地名,局部地址描述可以是多级的,如"深圳市福田区福田街道口岸社区福田南路 34 号皇岗海关生活区新 2 栋",为 2 级局部地址型地址。

<局部地址描述>有三大类描述:即线点类地址、面点类地址、面线点类地址,其中:

<线点类地址> ::= <街巷(道、路、街、巷、坊)> <门(楼)号>

＜面点类地址＞::=＜小区名(自然村)＞＜门(楼)号＞

＜面线点类地址＞::=＜小区名(自然村)＞＜街巷(路、街、巷、坊)＞＜门(楼)号＞

5.1.2.2　地址描述规则

对应基于关联规则的自适应地址模型中的地址要素,地址的描述分为三部分。第一部分是行政区划,第二部分是道路名称或住宅小区名称,第三部分是门牌号码、楼栋号码、标志物、兴趣点等。

在第一部分中,城市行政区划可以划分为市级、区级、街道级、社区级。例如,"深圳市福田区香蜜湖街道香梅社区",四级行政区划组合在一起就不会有重名的情况,也确保在其下级的标志物、兴趣点、门址和楼址的唯一性。在不影响地址描述准确性的情况下,可以根据实际情况减少地址行政区划的层次,如"深圳市香蜜湖街道"两级组成也可以。甚至有些地址直接省略了行政区划,直接用道路门牌号码来表示地址,如"深南大道 2003 号"。

第二部分中,可以选择用道路名称和住宅小区名称表达,一般情况下道路两旁的门牌号码常用道路门牌号码表达,而住宅小区、工业园等片状的聚集区域常常用片区地名来表示,两者各有所长。

第三部分中,可以用标志物、兴趣点、门牌号码或楼栋号码表达,也可以用门牌号码加上兴趣点的组合表达方式。

5.1.2.3　地址标准化过程

由于不同数据来源的地址数据存在多义性、多尺度性、多时空性,并且获取方式多样,存储格式也不一样。在对地址数据进行入库时,有必要对地址记录进行标准化处理来提高地址匹配的准确率。经过地址数据的标准化消除了原始数据之间的矛盾后,集成的标准地址编码数据库应用范围也更加广泛。地址标准化过程包括对原始地址字符串的解析、拆分、标准化,然后把标准化的地址数据添加到地址编码数据库中的全过程。

字符串的解析包括对字符串的识别、地址要素的抽取、特征尾词的判断、关键特征要素的选定。解析后的地址字符串可以根据特征尾词和地址要素对地址字符串进行拆分,以便分析字符串中的地址要素类型、关键地址要素。城市疾病数据地址匹配压缩必须先将地址进行拆分,把城市疾病数据地址拆分为可以被计算机识别的词,然后才能更好地为后续地址匹配服务。地址匹配数据库中的数据是多源数据融合之后的地址要素和空间信息数据。流行病数据地址串的拆分是把一个带匹配的地址按照一定规则拆分成多个地址要素的过程。英文的地址字符串拆分常用的方法是通过空格分隔法进行拆分,但是中文地址之间缺少分隔符,加上各个地区地址表达的习惯差异,只能通过中文语义进行合理的拆分,通过特征尾词对地址进行解析和拆分,提取不同类型的地址要素并进行标准化。

通过分析发现,在深圳市城市疾病数据地址要素中,第一到第四级别的地址要素相对是固定的,而且行政区划的调整较小,四级以上的地址字符串拆分主要包括道路门牌号码、住宅小区楼栋号码的拆分。深圳市共有 10 个区级行政区划、57 个街道级行政区划、600 多个社区级行政区划、3000 多条有名道路,行政区划和道路级别的地址数据量较少,分词可以通过行政区划库和道路库提取该部分的地址,然后重点对道路级别以后的数据进行地址拆分和标准化,然后进行匹配。首先根据提取的特征尾词和分词库对地址字符串进行拆分,拆分后的地址要素分不同类型和级别标记出来。地址的拆分就是通过逐级地址要素的匹配,匹配的地址要素级别越高,匹配效果越好,城市疾病数据定位精度也越高,这也是匹配研究的核心内容。

针对中文地址记录中存在的地址不完整、地址存在错别字或拼音、地址记录逻辑矛盾等问题,结合深圳市基于关联规则的自适应地址模型,利用正则表达式提取不同模式的地址,提取有道路信息而且行政区划不完整的地址利用道路和行政区划的关系可以补全行政区划,对于数量较少的带有错别字和拼音的地址进行人工纠正,对于地址记录逻辑矛盾的地址进行分析,确定最小关键地址元素所在的区域,然后更正该条地址记录。

地址字符串标准化先将原始字符串按照地址要素进行拆分,拆分之后把地址进行标准化,最后生成关键地址字段要素,并按照不同的地址要素类别进行标明以便于地址匹配操作,具体过程如图 5-2 所示。

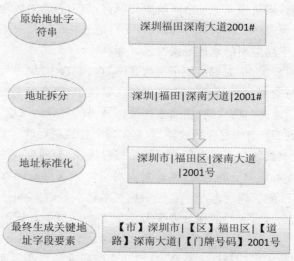

图 5-2　地址标准化流程图

5.1.3　地址匹配流程

　　地址匹配流程包括前期准备、地址模型构建、地址编码、标准地址库等四个阶段。其中,前期准备包括地址资料收集、地址信息整理、地址规范以及地址存在的问题分析。地址模型是根据现有的地址数据对地址要素进行分类,建立符合城市特点的地址特征尾词词库、地址要素库和地址分词词库,地址要素库包括行政区划库、道路库、门牌号码库、公共设施库、住宅区楼栋库等,可以用关联规则方法和有限自动机方法建立地址模型。地址编码包括地址的空间编码和属性编码,其中空间编码包括地址的拓扑关系、方位关系和度量关系,属性编码包括地址中的行政区划属性、道路数据、区域属性、地理实体属性和附加属性,在地址匹配之后还需要建立编码评价体系结构。根据标准地址数据模型建立标准地址库,标准地址库的原型系统负责地址的采集、地址查询、地址更新和地址匹配,现势信息库包含上述的空间数据库和属性数据库,如行政区划表、道路表、道路路段表、道路路口表、公共设施表、建筑物表等,根据地址数据库的状态建立历史信息库,如建筑物被拆掉、道路更名、行政区划合并等事件都会影响地址的表达,但是又不能完全删除该段历史,需要把相关的地址信息保存在历史信息库中。地址匹配流程主要包括地址分词、地址标准化、确定关键地址元素、确定地址类别、优化地址匹配算法等过程。地址匹配流程如图 5-3 所示。

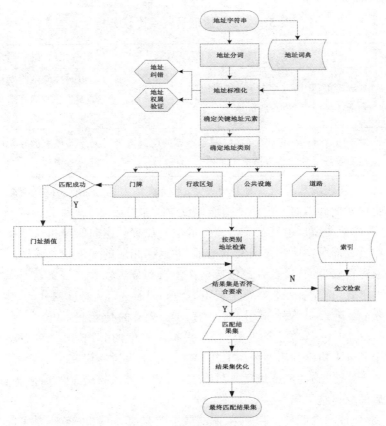

图 5-3　地址匹配流程图

地址匹配流程主要包括七个部分:

(1)数据预处理。对于用户输入的基于自然语言描述的地址字符串信息,可能包含有空格或者标点符号等特殊符号,需要转换为标准的地址字符串,方便地址匹配引擎对其进行地址分词。

(2)地址分词。地址匹配的关键是地址要素,地址字符串信息需要通过中文地址分词把原来的字符串信息转换为多层多级地址要素信息,建立索引和查询的过程中,都是以基本的地址要素为单位的,而基本的地址要素需要通过分词得到。用户提交查询信息,对待匹配的地址进行识别,并消解地址要素歧义,使其成为明确的地址要素,才能保证检索过程顺利进行。

(3)地址插值。地址插值分为门牌插值和楼牌插值。根据收录的地址门牌或楼牌地址,通过插值方法计算未知的门牌或楼牌。该模块与数据内容绑定,经过地址解析后,在门牌或楼牌库中检索是否存在该地址信息,若不存在,则根据记录的已有门牌起止信息、左右信息确定插值方法。插值方法有简单门牌插值和归一化门牌插值等,优缺点如表 5-1 所示。

表 5-1　门牌插值优缺点比较分析

	简单门牌插值算法	归一化门牌插值算法
优点	算法简单;算法效率较高,利用门牌之间的几何关系来计算门牌号码,插值算法的速度较快	可以解决简单门牌插值算法造成的门牌插值计算误差
缺点	对于门牌号码变化较大的,特别是路口的门牌或者门牌数量较少的路段插值不精确	对于非笔直的转弯的道路欠考虑

(4)地址匹配和检索。地址匹配功能模块作为地址匹配引擎的接口,封装有正向匹配和逆向匹配两个功能。正向匹配指从文本地址查询空间坐标信息,并在地图窗口中显示文本地址的空间位置。逆向匹配指从地图中的空间位置查询所在地的详细文本地址,并返回相应的匹配信息。地址匹配结果通过检索返回,检索方式包括全文索引和分类索引。全文索引以两级索引的形式,首先对地址字符串利用地址分词器进行大粒度的分词;然后建立索引,以该索引为主索引,对具有词汇意义的地名进行索引;再使用 Standard Analyzer 作为辅助分词器,进行小粒度的分词,建立对短小地址的索引。分类检索利用地址树对用户输入的地址进行语义上的检查、重组和修改,形成正确的地址集后,以插值的方式计算出该地址的插值坐标,得到最后的分类结果集。

(5)地址逆向匹配。用户在查询地址信息时,可以以多种方式进行查询,包括最近点查询、圆形查询、多边形查询及热点信息查询,查询过程中通过调用地址匹配服务接口实现从空间坐标信息得到位置属性信息。地址逆向匹配通过空间位置信息查询得到标准的地址字符串,如地图中可以通过坐标获取位置信息。

(6)匹配结果组合。地址匹配结果是分类检索的精确结果和全文模糊检索的结果集,在进行两类检索后,需要对其结果进行匹配度计算、排序,并根据匹配度、查询要求,对匹配结果进行组合,组织为结果地址信息。

(7)通用模块。记录整个系统运行的情况,以日志形式表示。

5.2　基于地址要素逆向对齐的莱文斯坦匹配算法

在地址匹配过程中,针对标准的行政区划或者地名的匹配方法较为简单,行政区划和地名的地址数据也较为完备,直接通过索引检索就可以查询标准地址数据库中的记录,返回空间坐标信息给行政区划或者地名即可。但是对于道路门牌号码或者是住宅小区楼栋号码的地址匹配,往往由于地址库数据不完备性,加上数据量也较大,造成不能直接获取其空间坐标信息,所以需要该地址附近的门牌号码选择最接近的地址记录返回给用户。在地址字符串匹配过程中,常用地址相似度来衡量地址之间的相似性,地址相似度越高表明地址空间距离越近。

5.2.1　地址相似度

相似度(Similarity)是用来度量个体之间的相似性和差异性的指标值,取值范围一般介于 0~1,越接近 1,说明两个个体越相似,越接近 0,说明两个个体相似性越差。相似度是一个复杂的概念范畴,常在哲学、语义学和信息理论学中被广泛地讨论,简单地说,相似度是计算个体间的相似程度,与距离度量相反,相似度度量的值越小,说明个体间相似度越小,差异越大。Patric 等学者从信息论的角度进行了阐述,A 和 B 的相似度一方面与它们之间的共性相关,共性越大,相似度越高;另一方面也与它们之间的区别性相关,区别越大,相似度越低。相似度有时候计算不方便,可以用相似距离来代替,相似距离越大,相似度越低;相似距离越小,相似度越高。对于相似度的计算主要有基于知识的地址语义相似度、基于语料库的地址相似度、基于莱文斯坦距离等计算方法。空间距离相似性计算方法包括定性距离和定量距离。定性距离排序关系如下:"很近"<"较劲"<"适中"<"较远"<"很远"。顺序具有可比性和传递性,但是比较粗略。定量距离需要计算地址的质心之间的距离。

地址相似度可以用平均距离相似度和顾及局部地址要素的空间相似度。平均距离相似度计算每个地址要素的时候权重值保持一致,例如"深圳市福田区红荔西路 8009 号"与"深圳市福田区红荔西路 8007 号"的相似度与"深圳市福田区红荔西路 8009 号"与"深圳市福田区深南大道 8009 号"的相似度一样,因为"深圳市福田区红荔西路 8009 号"与"深圳市福田区红荔西路 8007 号"只有"8009"与"8007"不一样,而"深圳市福田区红荔西路 8009 号"与"深圳市福田区深南大道 8009 号"中只有"红荔西路"和"深南大道"不一样,但是实际上两者地址差距很大,这就是采用平均距离计算相似度。如果顾及局部地址要素的重要性,地址要素的级别越低,重要性越高,更加强调"道路""社区"等局部地址要素,也就是局部地址要素的重要性要高于"市""区"级别的地址要素。这样的话"深圳市福田区红荔西路 8009 号"与"深圳市福田区红荔西路 8007 号"的相似度就会高于"深圳市福田区红荔西路 8009 号"与"深圳市福田区深南大道 8009 号"的相似度。因为前者是局部地址要素不一样,后者的道路名称都不一样了。改进后的地址相似度考虑了局部地址要素的重要性,明显提升了地址匹配的效果,采用顾及局部地址要素的相似度能够把最佳匹配的地址返回给用户。

空间认知中的格式塔原则认为,地理对象的整体是由各个部分构成的,各个部分都会对整体造成影响,也就是说整体特征是由各个部分共同决定的,但并不是简单的累计叠加,还包括各部分的相互关系。对于基于自然语言描述的中文地址中的地址要素也符合格式塔认知原则,每个地址要素对整个地址造成影响,但是并不是简单的叠加,需要考虑其语义关系,人们认知过程是从整体到部分的过程,首先有个整体的印象,然后再是对细节部分的观测。基于相似性的地址匹配更加符合人们的认知习惯。空间相似性包括比例尺相似性、内容相似性、量算方法相似性和领域知识的相似性。空间实体包括点状实体、线状实体和面状实体以及体状实体。点是空间数据中的基本模型,线状实体是由一系列有序点连接而成的几何形状,面状地理实体要素是表示二维空间对象的环状物。

基于知识的地址语义相似度计算的基础是语义词典,常用的语义词典包括 WordNet、MindNet、FrameNet、HowNet 等。WordNet 是通过计算英文语义距离获取语义相似度,很多学者借助 WordNet 词典综合考虑概念语义深度、语义密度、概念信息量来计算概念所指向单词的语义相似度,而 HowNet 是计算汉语词语的相似度(石静等,2013)。陈杰把概念相似度计算分为概念语义初始相似度和概念非上下文关系相似度,通过综合计算得到最后的实际语义相似度(陈杰,蒋祖华,2006)。

基于语料库的地址相似度算法的基础是大规模的语料库。利用计算机统计技术来量化地址上下文特征间的相似度计算地址的语义相似度。很多学者通过不同的统计方式和模型来计算并改进相似度的计算。Brown 利用互信息来计算语义相似度(Brown 等,1991)。Lilian 通过相关熵模型来计算语义相似度(Lee,1997)。Dagan 通过概率模型来计算地址之间的语义距离,然后转换为相似度(Dagan 等,1999)。Maguitman 等人利用信息熵模型来计算语义相似度(Maguitman,2006)。Patworhan 利用上下文矢量来计算语义相似度(Patwardhan,2006)。章志凌等人通过构建语义关联库,利用库中的词语空间和关系空间结构化存储了词语和上下文之间的统计信息,通过大量的语料数据进行训练,通过构建词语的上下文关系向量来计算词语的语义相似度(章志凌等,2006)。Islam 和 Inkpen 以基于语料库的词语相似度方法为基础,结合地址字符串匹配算法来计算地址的语义相似度(Islam and Inkpen,2008)。王石基于 TF-IDF 构建搭配词向量,然后计算搭配词向量之间的余弦距离计算语义相似度(王石,2013)。

针对地址数据,地址数据的相似度主要是最小关键地址要素的相似度比较。在地址表达过程中,"深圳市福田区深南大道 2001 号"和"深南大道2001 号"都是表达的同一个地理位置信息,采用基于知识或者基于语料库的地址相似度来计算其相似性并非 100%,有必要根据地址要素进行地址匹配,确保匹配相似度符合地址描述的特殊情况,在地址描述过程中,确定地址的位置最关键的信息是最小关键地址要素,而前面的行政区划都是用来辅助描述地址空间位置信息的。

5.2.2　莱文斯坦匹配算法

地址编码在公安、公共卫生、国土资源、税务、工商等部门有着重要的地址匹配作用,能够建立文本地址信息和空间地图信息之间的桥梁。因为公安、公共卫生、国土资源、税务、工商等部门经常有成千上万条的家庭住址,地址记录需要地址空间化操作,为了提高地址空间化的效率,必须对文本地址记录进行批量匹配,在进行批量匹配时,需要考虑的两个重点问题是匹配的效率和匹配的准确度。传统的地址匹配方法如标点制图法、单挑记录简单匹配法是无法满足要求的,因为中文地址表达的多样性和复杂性,用户输入的地址和地址数据库中的地址完全一致的可能性非常小,通常只能匹配30%~40%的地址。借鉴生物学中将未知序列和已知序列进行匹配分析的方法,一般采用莱文斯坦(Levenshtein)算法,莱文斯坦距离用来衡量两个地址之间的相似度。假设 S1 和 S2 两个地址字符串分别为源字符串和目标字符串,莱文斯坦距离就是把 S1 通过删除、插入、替代字符串的操作变换成S2 的总次数。例如:S1="深圳市深圳大学",S2="深圳市深圳大学",S1和 S2 之间的莱文斯坦距离(Levenshtein Distance)Distance(S1,S2)=0,因为两个字符串不需要做任何的删除、插入、替换操作。ADDRESS1="深圳市罗湖区",ADDRESS2="深圳市南山区",则 Distance(S1,S2)=2,因为"深圳市罗湖区"变换为"深圳市福田区"只需要做两次替换即可。莱文斯坦算法把地址匹配转化为字符串序列的比对问题,需要构建一个矩阵,通过该矩阵得到字符串序列匹配的最优序列,也可以计算出地址匹配的相似度,其算法如下:

建立两个地址字符串 $S(s_1,s_2,s_3,\cdots\cdots s_n)$ 和 $T(t_1,t_2,t_3,\cdots\cdots t_m)$ 的 $(n+1)(m+1)$ 阶匹配关系矩阵:

$$D_{(n+1)(m+1)} = \{d_{ij}\} \qquad (0 \leqslant i \leqslant n, 0 \leqslant j \leqslant m)$$

$$d_{ij} = \begin{cases} i & j = 0 \\ j & i = 0 \\ \min(d_{j-1}+1, d_{i,j-1}+1, d_{i-1,j-1}+a(i,j)) & i,j > 0 \end{cases}$$

其中：$a(i,j) = \begin{cases} 0 & s_i = t_j \\ 1 & s_i \neq t_j \end{cases}$ $i=1,2,3,\cdots n, j=1,2,3,\cdots m$ 矩阵 D 的元素

d_{nm} 即是地址字符串 S 和 T 的莱文斯坦距离，表示通过多少次的字符串的增、删、改的操作匹配成功。其相似度可以用 $Sim = 1 - d_{nm}/\max(n,m)$ 来计算。莱文斯坦距离算法相对简单，同时考虑了地址要素之间的结构关系，对于排列错误的地址要素有一定的容错能力，使得地址字符串的匹配更为准确。

如表 5-2 所示为莱文斯坦距离算法矩阵。

表5-2 莱文斯坦距离算法矩阵

i\j	M	深	圳	市	福	田	区	红	荔	西	路	8	0	0	9	号
N	0	1	2	3	4	5	6	7	8	9	10	11	12	13	14	15
深	1	0	1	2	3	4	5	6	7	8	9	10	11	12	13	14
圳	2	1	0	1	2	3	4	5	6	7	8	9	10	11	12	13
市	3	2	1	0	1	2	3	4	5	6	7	8	9	10	11	12
红	4	3	2	1	1	2	3	3	4	5	6	7	8	9	10	11
荔	5	4	3	2	2	2	3	4	3	4	5	6	7	8	9	10
西	6	5	4	3	3	3	3	4	4	3	4	5	6	7	8	9
路	7	6	5	4	4	4	4	4	4	4	3	4	5	6	7	8
8	8	7	6	5	5	5	5	5	5	5	4	3	4	5	6	7
0	9	8	7	6	6	6	6	6	6	6	5	4	3	4	5	6
0	10	9	8	7	7	7	7	7	7	7	6	5	4	3	4	5
7	11	10	9	8	8	8	8	8	8	8	7	6	5	4	4	5
号	12	11	10	9	9	9	9	9	9	9	8	7	6	5	5	4

通过上述矩阵可以得到：莱文斯坦距离 Distance=D[n,m]=4，相似度为 $Sim = 1 - 4/15 = 73.3\%$。

莱文斯坦距离和相似度计算的核心代码如下所示：

```
private int getResArray(a, b) {
    int alength = a. length+1, blength = b. length+1, ai=0, bi=0;
```

```
int q = [], c;
for ( ai=0; ai < blength; ai++) {
    c = int [];
    for (bi=0; bi < alength; bi++) {
    if (ai == 0) {
    c[bi] = bi;
    }
    if (bi == 0 && ai ! = 0) {
      c[0] = ai;
    }else if(ai ! = 0) {
        c[bi] = 0;
        }
    }
    bi=0;
        q[ai]=c;
    }
    return q;
}


private int min(ma, mb ,mc) {
    int min = ma;
    return mb < mc ? (mb < min ? mb : min) : (mc < min ?
    mc : min);
    }
    //计算莱文斯坦距离
    private int levenshteinDistance(a , b) {
        int alength = a.length, blength = b.length, i = 1, j =
        1, cost;
        int q = getResArray(a, b);
        for (i=0; i <= alength; i++) {
        for (j=0; j <= blength; j++) {
            if (a.charAt(i-1) == b.charAt(j-1)) {
            cost = 0;
    }
            else {
```

```
                cost = 1;
            }
                q[j][i]=min(q[j−1][i]+1,q[j][i−1]+1,q[j−1][i
−1]+cost);
            }
                j=1;
        }
        return q[blength][alength];
    }
    //计算莱文斯坦相似度
    private long Sim(String str1,String str2)
    {
        int i=getResArray(str1,str2);
        sim=1−i/(max(str1. length(),str2. length()));
        return Sim;
    }
    public static void main()
    {
        long start=System. currentTimeMillis();
        for(int i=0;i<10000;i++)
        {
            String s1="深圳市福田区红荔西路 8009 号";
            String s2="深圳市红荔西路 8007 号";
            int i=levenshteinDistance(s1,s2);
            System. out. println("i="+i);
            System. outprintln("Sim="+Sim(s1,s2));
        }
            long end=System. currentTimeMillis();//计算程序运行时间
        System. out. println("程序运行时间为:"+(end−start)+"毫
秒");
    }
```

从上面的两条地址进行分析可以发现,许多地址的行政区划大部分都是相同的,如深圳市、福田区、南山区等市、区、街道级别的行政区划,但是在地址收集过程中可能某些级别的行政区划省略,该情况并不会影响地址的正确表达,但是会导致莱文斯坦距离的增加,从而降低地址之间的相似度。

5.2.3　基于地址要素逆向对齐的莱文斯坦匹配算法

对莱文斯坦距离的计算,考虑到地址数据量很大,计算莱文斯坦距离的空间复杂度为 O{M,N},在进行地址字符串匹配时需要对莱文斯坦算法进行改进以提高地址匹配的效率,加快地址匹配的速度,节约地址匹配的时间成本。主要做以下改进,地址表达过程中,一般前面是行政区划,后面是关键的点、线、面地址要素,采用逆向对齐即地址字符串向右对齐进行匹配,从而可以避免地址字符串省略了行政区划而造成的莱文斯坦距离过大。对莱文斯坦矩阵研究分析发现:相似字符串对角线的值保持不变,因此可以构建基于地址匹配的莱文斯坦相关系数矩阵(见表 5-3),只需要计算该矩阵的秩,就可以得出莱文斯坦距离和相似度,可以提高计算效率并且简化算法。并且采用地址关键字的匹配可以更加准确地计算地址相似度,提出一种基于地址要素的逆向对齐匹配的算法。该算法的计算步骤如下所示:

(1)标记地址字符串 source 的长度为 m,地址字符串 terminal 的长度为 n,若 $m=0$,则返回 n,若 $n=0$,则返回 m。

(2)构造莱文斯坦矩阵 $Matrix[x,x]$,其中 $x=\max(m,n)$,且 $Matrix[k,k]=0$。

(3)以两个字符串中较长者为基准字符串,通过行政区划、道路等具有尾词特征的关键词进行地址要素逆向对齐,然后找出关键地址要素,并且补齐关键地址要素前面的行政区划部分。

(4)若 $s[i]=t[i]$,则 $Matrix[i,i]=1$,否则 $Matrix[i,i]=0$。

(5)计算改进后的莱文斯坦距离 $Distance = K - \sum Matrix[i,i]$,$Sim = 1 - D/K$。

表 5-3　基于地址要素逆向对齐的莱文斯坦算法矩阵

$i\backslash j$	M	深	圳	市	福	田	区	红	荔	西	路	8	0	0	9	号
N	0	1	2	3	4	5	6	7	8	9	10	11	12	13	14	15
深	1	1	0	0	0	0	0	0	0	0	0	0	0	0	0	0
圳	2	0	1	0	0	0	0	0	0	0	0	0	0	0	0	0
市	3	0	0	1	0	0	0	0	0	0	0	0	0	0	0	0

续表

i\j	M	深	圳	市	福	田	区	红	荔	西	路	8	0	0	9	号
福	4	0	0	0	0	0	0	0	0	0	0	0	0	0	0	0
田	5	0	0	0	0	0	0	0	0	0	0	0	0	0	0	0
区	6	0	0	0	0	0	0	0	0	0	0	0	0	0	0	0
红	7	0	0	0	0	0	0	1	0	0	0	0	0	0	0	0
荔	8	0	0	0	0	0	0	0	1	0	0	0	0	0	0	0
西	9	0	0	0	0	0	0	0	0	1	0	0	0	0	0	0
路	10	0	0	0	0	0	0	0	0	0	1	0	0	0	0	0
8	11	0	0	0	0	0	0	0	0	0	0	1	0	0	0	0
0	12	0	0	0	0	0	0	0	0	0	0	0	1	0	0	0
0	13	0	0	0	0	0	0	0	0	0	0	0	0	1	0	0
7	14	0	0	0	0	0	0	0	0	0	0	0	0	0	0	0
号	15	0	0	0	0	0	0	0	0	0	0	0	0	0	0	1

计算地址之间的莱文斯坦距离可以用公式

$$D = K - \sum Matrix[i,j]$$

其中,两个地址之间的莱文斯坦距离则为 $D=15-11=4$,相似度为:$Sim=1-4/15=73.3\%$。

利用地址标准化过程提取出地址的关键地址要素"红荔西路",然后补齐关键地址要素前面的行政区划"福田区",然后进行地址莱文斯坦距离和相似度的计算可以得到如表 5-4 所示的矩阵。

表5-4　基于地址要素逆向对齐的莱文斯坦算法矩阵(补齐行政区划后)

i\j	M	深	圳	市	福	田	区	红	荔	西	路	8	0	0	9	号
N	0	1	2	3	4	5	6	7	8	9	10	11	12	13	14	15
深	1	1	0	0	0	0	0	0	0	0	0	0	0	0	0	0
圳	2	0	1	0	0	0	0	0	0	0	0	0	0	0	0	0
市	3	0	0	1	0	0	0	0	0	0	0	0	0	0	0	0
福	4	0	0	0	1	0	0	0	0	0	0	0	0	0	0	0
田	5	0	0	0	0	1	0	0	0	0	0	0	0	0	0	0

续表

i\j	M	深	圳	市	福	田	区	红	荔	西	路	8	0	0	9	号
区	6	0	0	0	0	0	1	0	0	0	0	0	0	0	0	0
红	7	0	0	0	0	0	0	1	0	0	0	0	0	0	0	0
荔	8	0	0	0	0	0	0	0	1	0	0	0	0	0	0	0
西	9	0	0	0	0	0	0	0	0	1	0	0	0	0	0	0
路	10	0	0	0	0	0	0	0	0	0	1	0	0	0	0	0
8	11	0	0	0	0	0	0	0	0	0	0	1	0	0	0	0
0	12	0	0	0	0	0	0	0	0	0	0	0	1	0	0	0
0	13	0	0	0	0	0	0	0	0	0	0	0	0	1	0	0
7	14	0	0	0	0	0	0	0	0	0	0	0	0	0	0	0
号	15	0	0	0	0	0	0	0	0	0	0	0	0	0	0	1

莱文斯坦距离则为 $D=15-14=1$,相似度为 $Sim=1-1/15=93.3\%$。地址相似度比 73.3% 提高了很多。通过该方法大大提升了地址匹配的相似度。

基于地址要素逆向对齐的莱文斯坦距离地址匹配算法是根据特定的输入数据属性值和属性值在参考地址数据集的匹配给出最佳的地址记录。这是地理编码中最为复杂最为重要的部分。关键的处理过程包括输入数据的形式和语法与参考数据集兼容的标准化和规范化,匹配算法会选择参考数据集中最好的要素数据作为输出数据,最后的地理编码生成机制决定返回最佳参考要素。

5.2.4　两种算法之间的比较

对莱文斯坦算法和基于地址要素逆向对齐的莱文斯坦算法进行对比分析,在使用同样数量的地址数据、同样的电脑配置条件下进行实验,得到结果如表 5-5 所示。

表 5-5　两算法匹配效率比较

地址数量	莱文斯坦算法时间	基于地址要素逆向对齐的莱文斯坦算法时间
1 000	560ms	480ms
5 000	2653ms	2238ms

续表

地址数量	莱文斯坦算法时间	基于地址要素逆向对齐的莱文斯坦算法时间
10 000	5103ms	4240ms
20 000	9793ms	7946ms

从表 5-4 中可以看出,基于地址要素逆向对齐的莱文斯坦算法在效率方面得到了较大的提升。在数据为 1000 条的时候,基于地址要素逆向对齐的莱文斯坦算法比莱文斯坦算法效率提高了 $(560-480)/560=14\%$;在数据量为 5000 条时,算法效率提高了 15.6%;数据量为 10 000 条时,改进算法的效率提高了 17%;数据量为 20 000 条时,基于地址要素逆向对齐的算法效率提高了 18.8%(见图 5-4)。

算法效率对比分析图

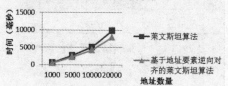

图 5-4　两者算法效率比较图

5.3　地址匹配引擎

简单地说,城市地址匹配引擎包括以下几个方面:

(1)标准地址匹配。由用户输入标准的地址,由于地址已经是标准化的中文地址,只需要通过地址匹配引擎根据用户输入的字符串进行检索,计算该地址与地址库中地址的相似度,找出相似度最高的地址记录就能自动确定该地址的空间位置,并在电子地图中准确地定位。标准地址是指符合地址编码数据库系统中描述的规范地址记录。

(2)简单地址匹配。地址匹配引擎根据用户输入的自然语言描述的简单地址,先将简单地址进行中文分词,根据上述的特征尾词进行拆分得到不同级别的地址要素类型,并对拆分的地址要素进行标准化处理,然后给不同级别的地址要素赋予不同的权重,如“市”“区”级的地址要素权重值设为 0.3,“街道”“社区”级别的地址要素权重设置为 0.6,“道路”“门牌号码”级别的地址要素权重设置为 0.9,最后通过计算地址要素的相似度找出相似度最高的地址记录,自动确定标准化的地址的空间位置,并在电子地图中标明。

（3）批量地址匹配。批量地址匹配是用户上传一个批量地址记录文件（如含有大量地址记录的 excel 文件），指定该文件中需要进行批量地址匹配的部分（excel 表中的地址字段），地址匹配引擎逐条匹配该文件中的地址部分，并返回该地址的标准化地址和空间坐标，用户既可以选择在电子地图中显示，还可以保存该文件获得批量地址的空间坐标，也可以同时显示、保存，主要为用户解决大量的非实时的大批量地址数据处理。批量地址匹配技术能够一次性匹配几十万条记录，在公安、工商、卫生、国土资源部门有大量应用。例如公安局以前收集了大量的中文地址字符串，现在需要进行人口分布研究，就可以通过批量匹配获取城市人口信息的精确坐标。以前只能统计到某个社区、街道级别，人口数据由以前的面数据转换成了更为精细的点数据，有了点数据之后可以对人口数据进行空间趋势分析、时空预测分析、空间自相关分析、空间邻近分析等。

（4）反向地址匹配。反向地址匹配是根据用户输入的空间坐标信息和半径距离，返回以该坐标为圆心、半径距离为半径范围内的地址记录，该功能实现了由空间图形查询地址的过程，该方法是在陌生城市中给朋友或者熟人提供地址信息的方法之一。

5.3.1　地址匹配引擎功能

地址匹配是将输入的文本地址数据与标准的地址匹配数据库中的地址信息进行比较分析，有必要时进行插值处理，获取输入地址对应的空间地理坐标位置信息，并定位到相应地图空间的过程。

地址匹配的目标是为输入的文本地址数据匹配一个最佳空间坐标。匹配可以从地址要素进行逐一匹配，先从确定的地址要素进行最低级别的地址范围匹配，如果在该范围内没有匹配的合适地址，返回上一级的地址范围进行匹配，直到找到匹配结果为止，并把完成匹配的地址数据赋予其空间坐标信息。因为需要匹配的地址可能是一条，也有可能是一个文件表格，所以地址匹配引擎既要能完成单个地址的匹配，也要能完成批量地址匹配的工作，从而实现多种类型的非空间化的流行病数据空间化。

地址匹配模块架构图如图 5-5 所示。

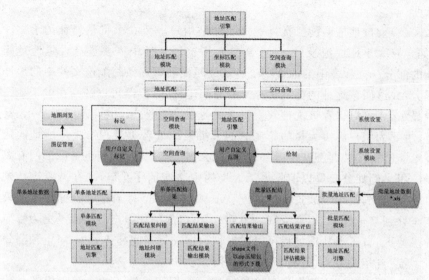

图 5-5　地址匹配模块架构图

地址匹配引擎的功能模块结构如图 5-6 所示。

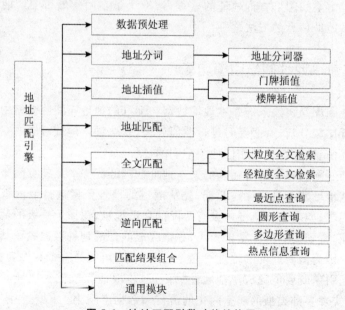

图 5-6　地址匹配引擎功能结构图

5.3.2　地址匹配引擎设计与实现

地址匹配是地址匹配系统的关键技术,地址匹配算法的好坏直接影响到地址匹配系统的效率、速度和准确性。通常地址匹配的实现方式定位精度较低,只能定位到街道、社区级别甚至更高的行政区划级别,这种低精度的匹配方式显然不能满足流行病数据空间化的需求。人们根据基于关联规则的自适应地址模型的研究成果,设计了道路门牌号、小区楼牌号、行政区划、标志性建筑物和其他地名 POI 这五种基本的地址匹配类别,并应用规则引擎技术来实现地址匹配算法。应用地址匹配方法可以对非空间化的流行病数据进行空间化落地。其中流行病数据空间化包括单条数据空间化和批量数据空间化两种,如果只需要查询某条流行病数据在哪个位置,可采用逐条匹配,如果有大量的城市流行病数据需要落地,可采用批量匹配技术进行流行病数据空间化。该地址匹配系统不仅仅为城市疾病数据空间化提供解决方案,还为其他的社会经济数据、财政税收数据等非空间地址数据空间化提供了服务接口。

地址匹配系统技术架构图如图 5-7 所示。

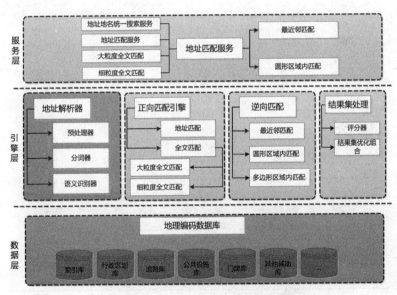

图 5-7　地址匹配引擎技术架构图

在地址匹配引擎的技术架构方面,采用 Lucene 高效卓越的索引和搜索技术,实现对地址编码数据库的倒排序索引,利用高效的搜索算法实现对地址编码数据库的全文检索,得到符合一定相关度排序的检索结果,返回给用户。

地理匹配系统建设的内容主要有地址匹配数据库的构建、地址匹配引擎开发、专题数据的匹配。其中地址数据的匹配分为逐条匹配和批量匹配,批量匹配能够为大量的城市疾病数据进行空间化操作,然后以地图或者导出文件的形式输出。其中地址匹配系统的硬件设备配置、网络架构图、地址匹配逻辑层次图如下。

地址匹配系统硬件设备配置如表 5-6 所示。

表 5-6　硬件配置表

数据库服务器	Oracle 10g2
GIS 地图服务器	ArcGIS 9.3 或者 10.0
web 服务器	tomcat 6.0 或以上
客户端 PC	1G 以上内存

地址匹配系统网络架构图如图 5-8 所示。

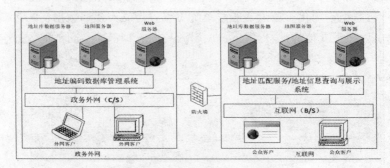

图 5-8　地址匹配网络架构图

地址匹配系统逻辑层次图如图 5-9 所示。

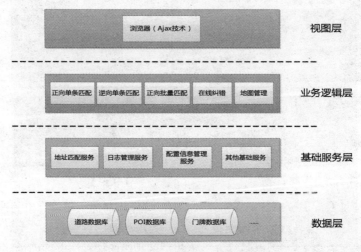

图 5-9　地址匹配系统逻辑层次图

对于单条地址匹配引擎，系统采用 B/S 模式开发，在客户端中基于 OpenLayers 调用地图服务，利用服务器端返回的响应结果，在地图标注地址匹配的结果（见图 5-10）。

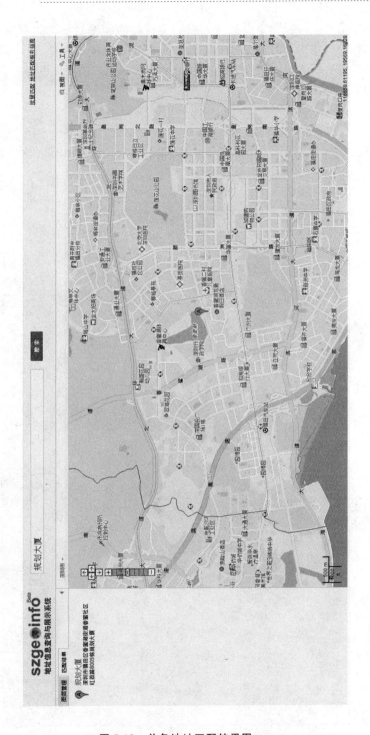

图 5-10 单条地址匹配结果图

　　批量地址匹配引擎允许用户自己上传待匹配的地址原始数据，上传之后选择数据中的地址字段进行批量匹配并生成 shape 文件，最后对匹配的结果进行分析并且可以下载批量匹配的结果。在线批量匹配流程图和步骤图如图 5-11 所示。

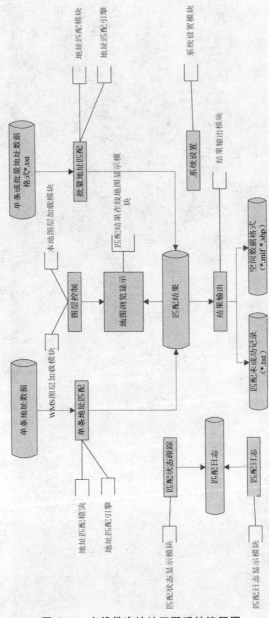

图 5-11　在线批次地址匹配系统流程图

5.4　本章小结

本章主要从中文分词的方法、基于地址要素逆向对齐的莱文斯坦算法和地址匹配实例分析阐述了深圳市肝病数据的空间化过程和实现提出一种基于地址要素逆向对齐的莱文斯坦距离和相似度计算的地址匹配算法。该方法加快了城市疾病地址数据的落地速度,提高了疾病数据匹配的准确率和效率,匹配率高达 95%,避免了传统的疾病数据制图空间分析中人工标点的烦琐低效的缺点,并为疾病制图研究和多尺度细粒度聚集特征分析提供了基础。

首先,介绍了地址匹配流程中最重要的是中文分词方法,包括机械分词法、基于统计的分词法和基于理解的分词法,针对不同的分词方法分析其优缺点。然后介绍了地址数据的标准化过程。地址标准化过程可以分为中文分词、地址要素解析、地址要素规范化、地址标准化。通过对地址字符串进行特征识别和地址要素识别并解析、拆分,然后确定地址要素的级别、类型,对于行政区划省略或者缺失的地址补全行政区划的地址要素,地址匹配的过程就是对中文地址的识别的过程,由于传统的分词方法缺少对中文地址语义的理解,需要建立地址要素之间的关系,理解地址要素之间的语义网络才能更好地为地址匹配服务。

其次,介绍了地址相似度的基本概念和莱文斯坦距离在地址匹配中的应用。考虑到地址数据量庞大,莱文斯坦距离算法在地址匹配过程中效率较低、速度较慢,而且空间复杂度为 O{M,N},分析中文地址中常常出现的模式为行政区划和道路、片区的组合模型,而且行政区划在部分地址的描述中有省略的情况出现,通过对莱文斯坦距离的改进,提出了一种基于地址要素逆向对齐的莱文斯坦匹配算法,该算法只需要计算莱文斯坦矩阵的秩就可以得到莱文斯坦距离和相似度,该算法在地址匹配过程中效率高于莱文斯坦算法,经过关键地址要素之前的行政区划补齐后的地址相似度也得到了大大的提升,在待匹配的地址数据达到 20 000 时,匹配效率提升了近 20%。

最后详细介绍了地址匹配引擎的设计和功能,并用改进的莱文斯坦算法对深圳市肝病数据进行批量匹配,肝病数据空间化匹配率达到 95%,基本上达到了流行病数据空间化的要求,为后续的疾病制图与空间分析打下了良好的基础。

第6章 基于地址匹配的深圳市肝病制图空间分析

深圳市是中国的改革开放试点城市,位于我国广东省南部沿海,属于亚热带海洋性气候,东部沿海是大亚湾和大鹏湾,南隔深圳河与香港邻接,西濒珠江口和伶仃洋,北部与东莞、惠州接壤。1979 年建市前人口 32 万,1995 年暂住人口 246 万,到 2010 年全市人口 1035 万。该市经济发展趋向全球一体化,对外贸易交流非常频繁,加上全球气候变暖等因素的影响,肝病对个人身体健康、家庭和社会的危害越来越受到重视。深圳市城市发展速度非常快,流动人口也很多,关外的环境卫生条件不佳,城市疾病流行情况严重,特别是急性肝炎、慢性肝炎、肝癌等疾病患者比全国平均水平要多。本章主要利用基于地址匹配的深圳市肝病数据分析深圳市肝病流行学特征、深圳市肝病自相关性、时空聚集特征、相对风险程度和重心迁移规律。

例如,最近报道全球癌症新发超过 1800 万,死亡 960 万,全球死亡率最高的癌症分别为:肺癌(18%)、结肠直肠癌(9.2%)、胃癌、肝癌(8.2%)。肝癌患者死亡高居前列。癌症形成是一个漫长的过程,需要早发现、早就诊、早治疗。

虽然深圳市建立了较为完备的流行病学监测网,也积累了大量的城市疾病疫情的数据和资料,但是大多数资料和数据都是分散存储在不同的部门,难以完成疾病的集成分析,极大地限制了疾病数据在疾病管理、预防策略和政策制定上的作用。空间信息技术的发展特别是地址匹配技术架起了疾病数据与地理空间信息之间的桥梁。国内外很多学者利用空间信息技术和统计学方法来探索疾病的流行病学特征、分布规律,取得了很多成果,对于城市疾病的预防和控制起着重要的指导作用。

6.1 研究材料和方法

6.1.1 数据来源

本研究中的数据主要包括疾病数据、地理数据和人口数据。疾病数据包括深圳市收集的 2010—2012 年急性肝炎、慢性肝炎和肝癌住院注册数据,该数据由深圳市医学信息中心提供。地图数据包括深圳市各级行政区划数据,地址匹配数据包括建筑物普查的地址数据、POI 公共设施数据、道路数据等,该数据由深圳市规划与国土资源委员会提供。人口数据从深圳市统计年鉴(2010－2012 年)中获取,人口数据由深圳市卫生和人口计划生育委员会提供。

6.1.2　疾病制图空间分析方法

疾病制图空间分析方法主要有从疾病的空间相关性、疾病空间热点冷点分析、疾病的空间格局分析、疾病的时空聚集性、疾病的相对风险程度分析、疾病的重心变化规律等方面研究疾病的流行趋势和传播规律。

空间自相关和空间关联分析是分析某一个区域内的某一种地理现象或者事物与邻近区域内同一现象或事物的相关程度(Ord and Cliff, 1973,Cliff 等, 1981, Goodchild, 1986)。空间相关性分析分为全局自相关分析和局部自相关分析两种。空间依赖关注在地理空间范围内的共变特征。一个随机的地理现象没有特定的相关模式,或者地理现象既不是正相关,也不是负相关。但是在具有空间相关的地理现象中,我们希望能够找到导致这种相关性的根源在哪里? 是什么导致观察位置和附近位置的地理现象相似的或者相异的。针对这样的相关性,有三种可能的解释:①简单的相关;②因果关系;③空间交互作用。在第一个简单的相关中,疾病发生的概率会因社会经济状况(通常由人均收入、教育水平等指数来表示)的变好或变坏而发生变化。另一个因果关系就是在指定位置的事件受到附近位置的直接影响。例如:行人跌倒的位置显示某种特定环境特征(不平的道路,较滑的人行横道,繁忙的十字路口,照明不佳)的存在而导致事故率的增加。最后人和商品的移动为不同位置之间的明显关系创造了机会。接触性传染病的感染者可能把疾病传给家庭人员、同事和其他关键位置的主题活动者。

扫描统计量由 Naus 在 1965 年提出,最开始是用来识别一维点过程(Point Process)的聚集性,后来不断发展到二维空间、三维时空上地理现象的聚集性。在城市疾病研究中,扫描统计量常常用于分析疾病在时间、空间、时空上是否存在某些聚集特性或趋势,可以用于疾病的早期探测和发现,分析潜在的公共卫生危险。哈佛大学 Kulldorff 教授在 1997 年提出了空间扫描统计量(spatial scan statistic),主要用于探测研究区域内的疾病聚集性,通过一系列的扫描窗口分析区域内疾病预期发生数目和实际发生数目的比值。时空扫描统计量(Space-time scan statistic)是空间扫描统计量在时间维度上的扩展,用于识别疾病的时空聚集性和聚集位置和时间。

空间统计学是专门分析空间信息的统计方法,其主要思想是空间中邻近的现象或信息比相隔较远的现象或信息具有更高的相关性,空间统计是通过地理位置的关系建立空间关系模型。空间统计学最早由 Krige 和 Sichel 用来帮助计算采矿的矿藏量,随着计算机技术的快速发展而渗透到如地理学、气候学、人类学、经济学、流行病学等其他行业和领域。疾病聚集分析可以分为全局聚集分析和局部聚集分析。全局聚集分析只需分析疾病的聚集性,不需要考虑聚集区域的具体位置;而局部聚集分析就需要研究聚类的局部结构,并确定聚类发生的具体位置。疾病聚集性探测可以分为时间聚集性分析、空间聚集性分析和时空聚集性分析。时间聚集性分析是分析疾病在时间段上的聚集程度,空间聚集性分析是从空间区域分析疾病的聚集性,时空聚集性分析是从时间和空间的角度来研究疾病的聚集点,包括聚集时间段和聚集区域。聚集分析还包括对疾病的相关性分析。

在流行病学的研究中,相对风险分析是常用的描述性指标,描述疾病的发生风险和对患者的影响程度。疾病的相对风险(Relative Risk,RR)是指疾病事件发生的可能性的概率大小,可以分为间接标准化相对风险和直接标准化相对风险。间接标准化相对风险是计算观测统计病例数和期望病例数的比值;而直接标准化相对风险是在年龄组和性别的疾病率已知时,对不同年龄段或性别的发病率加权统计,形成期望病例数的加权平均,直接标准化相对风险考虑了疾病风险中年龄和性别因素。疾病风险分析可以建立风险评估矩阵,矩阵包括影响疾病发生风险的可能性和疾病风险发生的危害程度,采用无量纲化,如把风险发生的可能性分为确定会发生、很可能发生、可能发生、极少情况下发生、不太可能发生 5 个等级,而风险危害严重程度也分为极严重风险、高危险度风险、中等危险度风险、低危险度风险、极低危险度风险 5 个层次,建立风险评估矩阵。在空间流行病学的研究中,疾病的发病率或者发病比是最基本的描述疾病分布特征的指标。但是在小范围内疾病的发病人口较少,发病率较低、样本容量少等特征导致发病率和发病比等指标的不稳定,造成的变异很大。因此利用相对风险程度来分析疾病发生的可能性,较为常用的指标有标准化发病率和标准化死亡率等。标准化方法分为直接标准化和间接标准化,间接标准化方法是基于研究区域内的观测病例数和期望病例数的比值,当 RR>1 时,表示该区域内的观测病例数大于期望病例数,也就是说相对风险程度较高,当 RR<1 时,表示该区域内的观测病例数小于期望病例数,即相对风险程度较低。直接标准化方法计算期望病例数时是按照子区域的年龄组或性别组进行加权统计。两种方法都考虑了疾病相对风险会随着不同的年龄、性别和地区而产生差异性的变化。

重心模型还在贸易、人口、GDP、经济、公共卫生、就业、旅游、消费等多个领域有广泛应用。国内也有学者采用重心模型研究我国人口移动轨迹。

林思宇等人利用重心模型研究湖南省人口、GDP、三大产业重心的分布情况及迁移规律。黄金树通过对大陆经济重心研究探索中国经济的空间发展规律和模式。乔家君研究中国近 50 的经济重心变化规律,其移动呈现"士"字型,总体趋势由北向南发展,且国家经济重心的迁移与当时的经济发展战略密切相关,东北经济发展较慢会引起重心向西南迁移,重心向东南迁移时国家提出了"西部大开发"战略平衡经济发展,提出"振兴东北老工业基地"后经济重心开始向北移动。

对于疾病的研究,疾病发病重心随着时间的变化能反映疾病本身的动态变化规律并揭示分布情况和流行趋势,疾病发病重心计算公式已经在第 2 章介绍过,此处省略。

6.1.3　数据预处理

数据预处理包括对疾病数据进行地址匹配空间化,深圳市医学信息中心提供的疾病数据包括病人的家庭住址信息,但是缺少空间坐标位置,不能直接在地图上显示出来。需要用到前面提到的基于关联规则的自适应地址模型和地址匹配算法进行匹配,匹配之后的疾病数据有了 x、y 坐标,就能进行空间分析,并且通过地理因子分析探寻其致病因子,就可以在地图上显示和进行进一步的空间统计分析。

研究深圳市肝病数据,数据来源于深圳市医学信息中心统计的 2010—2012 年深圳急性肝炎、慢性肝炎、肝癌的住院注册数据,数据格式为 access 格式,数据内容包括病人的基本情况信息,为了保护病人的隐私,在研究中隐去了患者的姓名,只保留了年龄、性别、职业、民族、家庭住址和工作单位地址等非敏感信息。图 6-1 中深色的表示单位地址和联系人家庭住址信息,考虑到肝炎和个人生活习惯更加密切,很多单位地址都是在同一个地方同一栋大厦里,另外还有部分病例患者的工作单位地址没有填写,难以进行地址匹配,还有病例患者的工作单位只写了深圳市,难以精确到街道和社区级别,对于小区域的疾病空间分析具有很大的影响。本研究中以家庭住址而非工作单位地址为基础采用地址匹配技术对肝病数据进行落地。数据库预处理包括数据清洗、数据整理、数据规范化和数据标准化。数据清洗包括以下步骤:问题描述、数据收集和存储、数据分析和挖掘、数据呈现和可视化、科学决策等。数据清洗包括把数据中的缺失部分剔除掉,或者采用估计的方法补全地址信息,另外有些地址是只有"深圳市"或者"南山区",这样的地址数据为无效地址,好比问卷调查中的无效问卷,没有具体的地址很难对其近空间化,但是有"深圳市"或"南山区"的地址可以进行疾病统计制图,统计市区级的肝病患者信息是有用的。

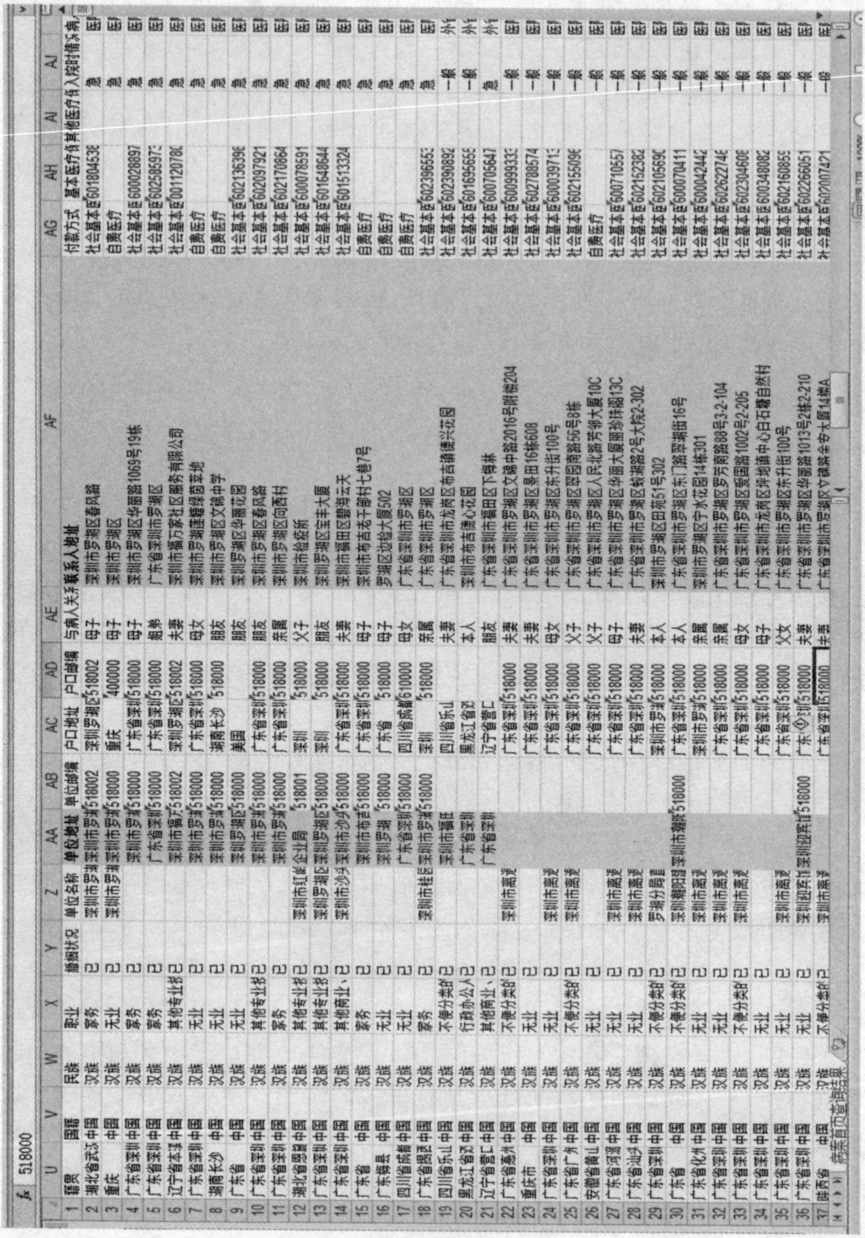

图 6-1　地址匹配前的原始数据

以深圳市肝病数据为例,通过我们自建的地址匹配服务对深圳市肝病数据的联系人地址进行批量地址匹配,原始数据为 access 格式的地址字符串信息,通过地址匹配引擎进行匹配分析可以得到该字符串所对应的坐标信息和地址匹配度,地址匹配度越高,表示该字符串匹配的坐标信息越准确可靠,地址匹配度越低,表示该字符串匹配的坐标信息准确度越低。如果地址匹配的匹配度为1,表明该地址字符串与参考数据集中的字符串是完全匹配吻合的,并且返回参考数据集中匹配地址的坐标作为输入字符串的坐标。基本上匹配度达到 0.8 都可以认为是基本匹配,在该匹配度上的地址坐标较为准确。通过统计分析发现,对深圳市 15 352 例肝病数据进行批量匹配,匹配率为 100% 的有 6015 条记录,匹配率在 90%～100% 之间的有 5663 条,分别占总疾病地址记录的 39.18% 和 36.89%,匹配率达到 80% 的占总流行病数据的 95.07%,表明效果非常好,结果统计如表 6-1 所示。

表 6-1　地址匹配统计结果

匹配度	地址匹配数	百分比
100%	6015	39.18%
[90%,100%)	5663	36.89%
[80%,90%)	2918	19.01%
80% 以下	542	3.53%
未匹配	215	1.4%
共计	15 352	100%

从地址匹配的详细情况图 6-1 中可以看出,大部分的地址匹配度达到了 90%,验证了地址匹配技术在流行病数据空间化过程中的重要作用,少许的地址匹配度为 80% 或者更低,也都匹配到了街道、道路级别,所以说本研究总地址匹配技术基本能否符合空间流行病学的研究,大部分病例数据都能匹配到街道级别。地址匹配技术为从小区域细粒度多尺度疾病制图分析提供了新的思路。

6.1.4　空间尺度研究

尺度是观测事物或现象的角度或标准,地理尺度就是观察地理空间现象或地理事物的角度和标准,也可以称为空间尺度。空间尺度(Spatial Scale)的定义依赖于地理空间分析使用的条件和环境,主要分为空间比例尺和地理空间现象研究范围(空间粒度)。而比例尺是地图制图中必不可少的工具之一,因为地球上的事物或现象难以 1∶1 地绘制在地图上,需要建立客观世界中地理现象和地图中对应符号的比例关系,常见的国家地图制图比例尺有大中小之分,大比例尺包括1:5千、1:1万、1:2.5万、1:5万,中比例尺包括1:10万、1:25万、1:50万,大比例尺包括1:100万等。中华人民共和国共有8种不同的国家标准比例尺,不同的比例尺对地理现象和事物描述的综合程度不一样,所以不同比例尺采用的地图投影也不一样。如1:50万采用的是横轴等角切圆柱投影,也称为高斯克鲁格投影,1:100万采用的是等角圆锥投影。要准确清晰地描述地理现象,必须确定其比例尺,一旦比例尺确定之后,客观地理对象在地图中的大小就确定下来了。地理空间现象研究范围包括研究区域尺度,也称为空间粒度,如城市粒度、省粒度、国家粒度等是以城市、省份、国家等不同的行政区划作为研究区域。而空间粒度和空间比例尺是两个不同且相互联系的概念,空间粒度强调的是空间分析的精度,空间知识的抽象程度,空间粒度越小,研究区域越小,研究精度更高,反之亦然;而空间比例尺强调的是地理客观实体和地图符号之间的联系。

有学者认为空间尺度不仅仅包括地理认知尺度、空间LOD(层次细节模型)、地图比例尺,还包括空间粒度(分辨率)和空间广度。其中,认知尺度属于认知论的研究范畴,主要包括研究人类观测行为的尺度和人类是怎么感知空间存在的,人类怎么感觉空间存在属于哲学的认知论问题,不属于本研究的内容,人类观测行为的尺度属于地理学问题,本书主要研究的就是人类观测行为的不同尺度对空间分析的影响,以及对比在不同的空间尺度下区分疾病空间分布特征和流行规律。认知尺度不仅影响地理现象的内容,还对地理现象的表达、分析和结果产生影响,并对人类认知也有重要的影响。Schumm通过研究表明我们更希望看到我们被训练和被期望看到的东西,例如在空间分析或地理研究之前,我们会对研究结构有一个预期和假设,如果结果符合预期或假设,该研究可能就结束了,如果研究结果不符合预期和假设,我们很可能进一步研究或者改变研究方法使得研究结果符合最开始的预期和假设。

空间LOD(level of detail)也被称为层次细节模型,描述的同一地区的地理现象在不同的尺度下表象是不一样的,说明同一区域不同尺度下存在着地理现象和地理认知的不同抽象,进一步说明尺度具有不同的抽象层次,也就存在LOD。举个简单的例子,打开百度地图,你会得到某个比例尺下的地图,通过放大或者缩小比例尺,得到地图的细节不一样,这种地图在不同比例尺下表现出来的尺度变化称为层次细节模型。层次细节模型能够给不同的用户不同的观测尺度,给同一用户在不同时间不同地点提供需要的观测尺度。空间分辨率一般用格网来表示,常用于遥感图像分析和研究。空间分辨率指的是遥感图像的研究单元和大小,用来表征地面目标的细节模型,而且空间分辨率是遥感图像质量的评价标准之一,遥感图像的质量随着空间分辨率的提升而呈指数级增长,空间分辨率也称为定名尺度,而地图比例尺称为定量尺度。

地图比例尺是对客观地理现象的空间表达程度的描述,根据地理要素在现实世界中的大小在地图上用对应的符号进行计算。地图比例尺表达方式有三种,分别是文字描述的比例尺、图解比例尺和数字比率比例尺。文字描述的比例尺如"十万分之一""千分之一";图解比例尺以图的形式来描述比例尺大小,可以分为直线型、斜分型和复式型三种地图比例尺,在制图时常用图解式比例尺,且没有比例尺的地方是不符合国家标准的地图,国家标准地图的图例中必须包含比例尺、地图符号、指北针等基本信息;而数字比率比例尺有 1：5000,1：100 000 等,有时候为了更加清晰地描述地图比例尺,地图制作中常常采用图解式比例尺和数字比例尺共同描述。地图比例尺在地图制作中受到媒介尺寸、制图区域、制图要素密度、地理现象表达方式等多种因素的影响,与地图比例尺相关的有空间分辨率、地理要素内容和定位精度等特征,空间分辨率越高,地图比例尺越大,空间分辨率越低,地图比例尺越小;地理要素内容越多,地图比例尺越小,地理要素内容越少,地图比例尺越大;定位精度越好,地图比例尺越大,定位精度越差,地图比例尺越小。

空间粒度(分辨率)是对地理空间现象抽象的程度,指空间分析采用的比例尺,也称为空间分析精度。粒度指的是微粒或者颗粒的大小度量,在地理学中可以看出地理目标和地理要素的分辨率。粒度是观测地理现象时最小可辨别的尺度和大小,在栅格数据中,常用格网来描述粒度概念,在遥感领域指的是图像的精度。在地图表达中,粒度指在该比例尺下地理要素和最小辨别单位;在计算机中,分辨率指的是电脑屏幕上的像素单元,如 1680×1050、1280×800 等;在地理学中,粒度也可以称为可被识别的最小地理空间单元,如果观测目标小于粒度,则观测目标不能被观测到,所以空间粒度是空间分析中一个重要的因素,例如空间分辨率是 1 米,则不足 1 米的地理现象或者地理事物就无法描述,如果空间分辨率是 0.1 米,则不足 1 米的地理现象或事物可以描述清楚。地理数据的分布也有类似的情况出现,在城市空间中同样可以观察到这类现象,在地理研究中不仅仅要考虑空间粒度,还需要考虑边际效应,特别是地理数据具有随机性和非平稳性的特征的时候,边际效应也是地理研究中的重要问题之一。在地理研究中,研究区域的边界主要有自然边界和行政区划边界,其中自然边界包括山体、河流、海岸线等能对地理现象或者事物起到阻隔作用的边界,而行政边界是人为造成的。由于地理现象或事物的空间相互作用和扩散影响,导致地理现象或事物会随着统计单元的变化造成不同的统计结果,在研究过程中往往忽略了边界外部的影响,而只关注研究区域内部的因素的研究结果有失偏颇。

空间广度也称为地理尺度,定义了地理要素和地理现象的广度、范围和外延,可以用面积区域来衡量,通常情况下,一个大的地理广度对应着大的尺度,小的地理广度对应着小的尺度。物理学、生物学研究表明人类对太空的认知和人类对细胞的认知都可以作为研究的空间广度,而且现阶段人类认识水平还在不断拓展,从最开始的"地心说",到后来的"日心说",到现在的"宇宙是无边无际的",人类认知空间的广度在不断拓展。以前美国的阿姆斯特朗是登月第一人,现在的"嫦娥四号"是第一个从月背着地的探测器,美国马斯克提出了 SpaceX 计划,已经发送了多种探测器到达火星开展研究,包括"好奇号"火星探测器、"洞察号"火星探测器,马斯克还计划移居火星,宣称在 2030 年前把人类送到火星居住。我国今年将会发射"嫦娥五号",国家航天局宣布我国计划在 2020 年发送火星探测器,我国的深空探测计划已经逐步实施,计划到 2030 年前实现火星探测、木星探测和小行星探测等基本任务。随着科技的发展,人类认知水平也在不断地提升,其研究的空间广度也在不断扩大。空间广度分为以下五个层次:宇宙级别、全球级别、区域级别、局部级别和微观。空间广度与人类认知、地理现象或者地理事物的表达粒度有关。空间广度随着人类认知而不断拓展,远古时代,空间广度就是"自家一亩三分地",随着科技的发展和人类认知能力的提升,空间广度逐渐从国家、地球向太空和宇宙延伸,空间广度还与地理现象或者地理事物的表达粒度有关,比如在研究中选择社区作为研究单位和选择城市作为最小研究单元的空间粒度是不一样的。

6.2 研究结果分析

6.2.1 深圳市肝病的流行特征

根据深圳市医学信息中心提供的 2010—2012 年肝病住院数据,以 10 岁为一个时间段来统计各个年龄段慢性肝炎、急性肝炎、肝癌患者住院注册总数的分布情况,统计结果如表 6-2、图 6-2 所示。

从表 6-2 中可以看出,慢性肝炎患者、急性肝炎患者和肝癌患者在年龄段分布中都存在正态分布,都存在"中间高,两头低"的特点。慢性肝炎最高的在 30～40 岁,急性肝炎患者最高的在 20～30 岁,而肝癌患者最高的在

50～60岁。可以得出如下结论：越年轻，患急性肝炎概率越大；越年长，患肝癌的概率越大。从人数分布来看，深圳市肝病住院注册人数最多的是慢性肝炎患者，3年的时间累积达到了10 395名患者；其次是肝癌患者，3年时间累积达到了4223名患者；最少的是急性肝炎患者，3年时间总共有719名患者。从公共卫生的角度解释原因就是急性肝炎发病时间急促，经过一段时间可以转换为慢性肝炎，甚至可以转换成肝癌，符合常识。统计分析发现，慢性肝炎占到肝病患者总数的2/3，尤其集中在20～50岁的年龄段，深圳市90%的慢性肝炎患者都处于该年龄段，30～40岁是慢性肝炎的高发年龄段，占患者总数10 395人中的3928人，其次是20～30岁的有2924人，40～50岁的有2216人，该数据间接证明了中年期（30～40岁）由于大量的应酬喝酒，加上工作任务繁重有可能会导致慢性肝炎。而急性肝炎患者在20～30岁最多，达到了345人，30～40岁的有189人，可见急性肝炎患者高危人群的平均年龄要低于慢性肝炎患者高危人群的平均年龄。而肝癌患者最多的人群在50～60岁，有974人之多，其次是40～50岁，有943人之多，肝癌患者占到肝病患者总数的29%，其中大部分患者集中在40～70岁年龄段，跟慢性肝炎相比，肝癌患者高发组年龄较大，40～60岁年龄段是肝癌高发年龄段。急性肝炎人数较少，而且高发年龄段在20～30岁，有一半的患者都处于该年龄段。从年龄分布上来看，急性肝炎高发年龄段是20～30岁，慢性肝炎的高发年龄段是30～40岁，肝癌的高发年龄段是50～60岁，这也进一步佐证了急性肝炎如果得不到合适的治疗可能转变成慢性肝炎，慢性肝炎有可能进一步转变成肝癌。疾病时间分布是疾病流行过程随时间的推移而不断变化的现象。研究时间分布规律常可提供病因及流行因素的线索。按时间的分布，不同的疾病流行过程可表现为暴发、流行、季节性、周期性等，但有的疾病在时间分布上可能没有规律。某些传染病常表现为季节性、周期性变化，某些地球化学性疾病（如地方性氟中毒、地方性甲状腺肿等）则不表现季节性、周期性变化。急性的环境污染引起的疾病常表现为暴发流行，长期慢性污染引起的疾病可能表现为散发，也可能有季节性，如大气污染引起呼吸道发病率在冬季增高。

表6-2　深圳市不同年龄段急性肝炎、慢性肝炎、肝癌年龄分布情况

年龄	慢性肝炎	肝癌	急性肝炎
<10	46	7	3
[10,20)	218	12	41
[20,30)	2924	108	345

续表

年龄	慢性肝炎	肝癌	急性肝炎
[30,40)	3928	520	189
[40,50)	2216	942	94
[50,60)	683	974	34
[60,70)	258	801	4
[70,80)	105	663	6
[80,90)	17	195	2
>90	0	1	1
总计	10 395	4223	719

　　从图 6-2 中可以看出,患者住院注册人数中慢性肝炎患者确诊最多,而急性肝炎患者人数最少。从医学角度分析和南京市肝病住院实际情况是相符合的(潘剑等,2013),慢性肝炎患者住院人数占 40%,其次是肝癌患者,急性肝炎患者住院人数最少。而且慢性肝炎、急性肝炎和肝癌的患者都存在"中间高、两边低"的特点,提醒人们在肝病高发期更加应该注意防范。因此积极开展肝病的治疗,控制急性肝炎向慢性肝炎和肝癌的转变,及早就医,每年定期检查,增加人们对肝病的认识和了解对肝病的预防有着重要的作用。

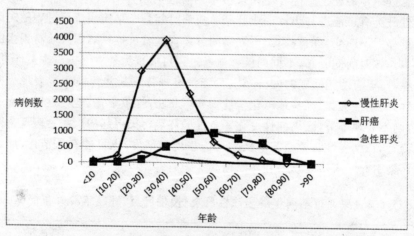

图 6-2　深圳市不同年龄段急性肝炎、慢性肝炎、肝癌年龄分布图

6.2.2　深圳市肝病的空间相关性

在统计学看来,空间自相关意味着变量的值与附近的或者邻接多边形的变量的值相关,空间自相关就是变量通过空间位置与自己相关。空间相关性用来测试变量之间的相互依赖程度。空间相关性还可以进一步分析是正相关还是负相关,空间相关指数取值范围为[−1,1],空间相关指数大于0 表明地理现象或事物之间具有正相关,空间相关指数小于 0 表明地理现象或事物具有负相关。空间相关性的量测可以通过 Moran's I 和 Geary C来计算。Moran's I 是最常用的空间自相关指数之一。

空间相关性分析包括全局空间相关性分析和局部空间相关性分析两种分析方法。通过 ArcGIS 软件的空间相关性分析,利用空间自相关计算全局 Moran's I,得出结果如表 6-3 所示。

表 6-3　空间自相关全局 Moran's I 分析

变量名称	值
Global Moran's I	0.011 552
Expected Index	−0.017 85
Variance	0.001 066
z-score	0.900 940
p-value	0.367 620

通过局部 Moran's I 统计得到的结果如表 6-4:南头街道属于高低聚类区域,意味着南头街道的肝炎患者较多,而南头街道周边区域的肝炎患者较少;粤海街道和西乡街道属于高高聚类区域,意味着粤海街道和西乡街道的肝炎患者较多,且周边街道的肝炎患者同样较多,需要进一步对南头街道、粤海街道和西乡街道进行探索性研究。

表 6-4　空间自相关局部 Moran's I 分析

序号	街道名称	统计	LMiIndex	LMiZScore	LMiPValue	COType
1	蛇口	189	0.000 01	0.163 27	0.870 30	
2	招商	128	−0.000 24	−1.007 69	0.313 60	
3	南山	167	−0.000 25	−0.982 25	0.325 98	

续表

序号	街道名称	统计	LMiIndex	LMiZScore	LMiPValue	COType
4	沙河	138	−0.000 24	−0.606 85	0.543 95	
5	南头	1214	−0.000 61	−2.041 90	0.041 16	HL
6	桃源	81	−0.000 22	−0.585 31	0.558 34	
7	西丽	251	−0.000 03	−0.001 93	0.998 46	
8	粤海	425	0.000 57	2.108 75	0.034 97	HH
9	龙华	401	−0.000 03	−0.047 50	0.962 12	
10	西乡	545	0.000 39	3.146 96	0.001 65	HH
11	福永	187	−0.000 01	−0.030 39	0.975 76	
12	石岩	570	−0.000 01	0.038 71	0.969 12	
13	沙井	251	0.000 00	0.064 84	0.948 30	
14	光明	146	−0.000 02	−0.145 59	0.884 25	
15	公明	364	0.000 00	0.085 81	0.931 62	
16	松岗	293	0.000 00	0.071 00	0.943 40	
17	民治	118	0.000 07	0.321 24	0.748 03	
18	观澜	299	0.000 00	0.073 94	0.941 06	
19	大浪	70	−0.000 02	−0.009 85	0.992 14	
20	海山	36	0.000 13	0.544 56	0.586 06	
21	沙头角	113	0.000 12	0.458 80	0.646 38	
22	梅沙	18	0.000 04	0.392 19	0.694 92	
23	盐田	105	0.000 07	0.495 54	0.620 22	
24	沙头	177	0.000 09	0.297 43	0.766 14	
25	南园	133	0.000 25	0.419 46	0.674 88	
26	华强北	108	0.000 35	0.480 09	0.631 17	
27	香蜜湖	116	−0.000 09	−0.063 53	0.949 35	
28	莲花	526	−0.000 41	−0.547 11	0.584 31	
29	园岭	105	0.000 35	0.505 38	0.613 30	
30	华富	91	0.000 26	0.472 04	0.636 90	
31	梅林	240	0.000 03	0.174 73	0.861 29	

续表

序号	街道名称	统计	LMiIndex	LMiZScore	LMiPValue	COType
32	福保	89	0.000 14	0.438 33	0.661 15	
33	福田	244	0.000 04	0.178 99	0.857 95	
34	南湖	93	0.000 28	0.483 50	0.628 74	
35	桂园	186	0.000 19	0.325 40	0.744 88	
36	东门	122	0.000 29	0.445 08	0.656 27	
37	笋岗	107	0.000 32	0.490 10	0.624 07	
38	翠竹	201	0.000 12	0.274 63	0.783 60	
39	黄贝	232	0.000 05	0.203 24	0.838 95	
40	莲塘	102	0.000 15	0.467 74	0.639 97	
41	东晓	95	0.000 21	0.453 65	0.650 08	
42	清水河	81	0.000 23	0.486 12	0.626 89	
43	东湖	270	0.000 04	0.112 37	0.910 90	
44	大鹏	51	0.000 04	0.572 47	0.567 00	
45	南湾	170	0.000 02	0.167 01	0.867 36	
46	葵涌	48	0.000 02	0.423 26	0.672 11	
47	布吉	613	−0.000 31	−0.589 84	0.555 30	
48	坂田	176	0.000 02	0.177 51	0.859 11	
49	横岗	246	0.000 01	0.134 88	0.892 71	
50	坪山	364	−0.000 02	−0.174 27	0.861 66	
51	平湖	367	0.000 01	0.169 37	0.865 51	
52	龙岗	141	0.000 01	0.199 64	0.841 76	
53	坑梓	60	0.000 00	0.111 85	0.910 94	
54	坪地	238	0.000 01	0.129 32	0.897 10	
55	龙城	134	0.000 01	0.181 58	0.855 91	
56	南澳	44	0.000 02	0.430 18	0.667 07	
57	新安	182	−0.000 34	−1.366 12	0.171 90	

　　通过表 6-2 中的数据发现深圳市的肝病数据主要存在高级聚类和高高聚类,不存在低地聚类和低高聚类。这也说明深圳市肝病患者高于全国平

均水平,体现在聚类层次和等级,只有南头街道、粤海街道和西乡街道通过了空间相关性显著性检验,更小的区域尺度更容易发现疾病的空间依赖性、空间相关性和空间异质性。

从空间自相关分析可以得出:深圳市肝病在街道级别存在一定的聚集性,全局自相关分析得到的 Moran's I 为 0.011 552,表示肝病患者在空间上倾向于聚集。通过计算局部 Moran's I 发现,南头街道在空间上存在高高聚类和粤海、西乡街道存在高低聚类,说明南头街道与与之相邻的周围街道的肝病患者都较多,粤海和西乡街道的肝病患者远远多于与之相邻周围街道的肝病患者,高值聚集在高值附近,低值聚集在低值附近,可以分析高值区域和低值区域的地理因素差异,找寻可能的地理危险因素。肝病的自相关分析为肝病研究和预防治疗提供了具有参考价值信息,为下一步寻找肝病的各种致病或危险因子提供地理学上的参考依据。

6.2.3　深圳市肝病的时空聚集性

时空扫描统计需要指定零假设,假设肝病的分布是完全随机分布,不受其他因素影响,备选假设是扫描窗口内的疾病发病率要比扫描窗口外的发病率高,扫描半径可在 0 到半径上限(一般为小于等于总人口的 50%)之间变动,但是每次扫描中心和扫描半径的变化都需要利用对数似然比(LLR)检验扫描窗口内外发病率的变化,然后计算扫描半径的 LLR 和相对风险(RR),从而找到可能性最大的聚集区域,通过 P 值检验是否存在显著性。

对深圳市的肝病进行空间扫描统计分析,利用 SaTScan 软件进行时空聚集性分析,输入病例数据、人口数据、地理坐标数据,最大空间窗口半径小于总人口的 40%,最大时间窗口为研究总时间的 40%,时间步长为一个季度 3 个月。从时间和空间上对肝病的聚集性进行分析,其分析类型选择时空聚集分析,其肝病住院的病例属于离散分布,概率模型选择扫描统计中的离散泊松类型,最后进行时空扫描统计分析。SaTScan 分析得到两个时空聚集点。如表 6-8 所示:第一个一级聚集区域为南头街道、粤海街道,聚集中心位于南头街道、粤海街道交界处,聚集半径为 5.89km,聚集时间为 2012 年 7 月到 9 月,相对风险程度为 15.40;第二个一级聚集区域为石岩街道、光明街道,聚集中心位于石岩街道靠北,聚集半径为 8.93km,聚集时间为 2011 年 8 月到 10 月,相对风险程度为 8.06,两者均通过显著性检验;还有三个次级聚集区域分别为东湖街道、莲花街道和布吉街道。深圳市肝病时空聚集分析结果如表 6-5 所示。

表6-5　深圳市肝病时空聚集性分析结果

聚集	聚集时间	聚集区域	半径/km	RR 值	P
一级聚集	2012/07—2012/09	南头街道、粤海街道	5.89	15.40	<0.01
	2011/08—2011/10	石岩街道、光明街道	8.93	8.06	<0.01
次级聚集	2010/07—2010/09	东湖街道	2.47	3.29	<0.01
	2011/12—2012/02	莲花街道	2.83	3.56	<0.01
	2012/02—2012/05	布吉街道	2.27	3.06	<0.01

6.2.4　深圳市肝病的相对风险分析

绝对风险分析只考虑了单方面的发病情况,并没有综合考虑人口等其他因素,如果发病率相同,人口稠密的区域发病人数和住院人数理应高于人口稀少的区域,人口流动较大的区域传染病暴发的概率理应高于人口流动较小的区域。所以绝对风险分析并不能很好地判断区域的真正危险程度,而相对危险分析正好能解决此问题。相对风险分析是分析流行病在时空上的相对危险度,并不是按照发病或者住院的绝对人数来判断某个区域的危险情况,而是综合考虑人口、地理位置、发病人数和住院人数的总体情况,然后通过计算实际发病数和预期发病数的概率来计算相对风险度,计算疾病实际患者和预期患者之间的比例关系,如果比值大于1,表示该区域的疾病实际患者高于预期患者,说明该区域相对风险程度较高,如果比值小于1,表明该区域的疾病实际患者要低于预期患者。比值越大,疾病相对风险程度越高,比值越小,疾病相对风险程度越低。可以发现危险系数最高的是南头街道,肝病患者期望值是 240 人,实际患病人数 4000 多人,远远超过期望值,需要进一步调查其患病原因,南头街道人口总数多,需要对南头街道地理环境危险因子进一步探索。利用间接标准化相对风险分析深圳市肝病得到结果如表 6-6 所示。

表 6-6　深圳市肝病相对风险度分析

街道名称	街道编码	总患者	街道人口总数	预期患者	相对风险程度
南头	440305001	4214	163 237	240.74	17.5
东湖	440303009	270	84 556	124.7	2.17

续表

街道名称	街道编码	总患者	街道人口总数	预期患者	相对风险程度
莲花	440304008	526	168 392	248.34	2.12
粤海	440305007	425	157 807	232.73	1.83
坪地	440307008	238	94 765	139.76	1.7
南澳	440307013	44	18 588	27.41	1.61
石岩	440306006	570	248 139	365.96	1.56
沙头角	440308003	113	48 798	71.97	1.57
桂园	440303003	186	82 694	121.96	1.53
光明	440306012	146	66 549	98.15	1.49
蛇口	440305005	189	87 304	128.76	1.47
黄贝	440303001	232	113 382	167.22	1.39
华强北	440304010	108	54 067	79.74	1.35
翠竹	440303007	201	110 459	162.9	1.23
坪山	440307009	364	205 999	303.81	1.2
布吉	440307002	613	359 770	530.59	1.16
笋岗	440303005	107	64 004	94.39	1.13
招商	440305006	128	79 650	117.47	1.09
平湖	440307001	367	228 217	336.57	1.09
梅林	440304005	240	168 506	248.51	0.97
东门	440303004	122	90 454	133.4	0.91
西丽	440305003	251	187 832	277.01	0.91
香蜜湖	440304007	116	89 471	131.95	0.88
盐田	440308001	105	80 641	118.93	0.88
华富	440304006	91	70 834	104.47	0.87
南园	440304002	133	108 398	159.87	0.83
莲塘	440303010	102	85 569	126.2	0.81
园岭	440304001	105	88 261	130.17	0.81
沙河	440305004	138	121 350	178.97	0.77
南山	440305002	167	152 312	224.63	0.74

街道名称	街道编码	总患者	街道人口总数	预期患者	相对风险程度
大鹏	440307012	51	46 867	69.12	0.74
龙华	440306007	401	367 521	542.02	0.74
福田	440304003	244	234 861	346.37	0.7
南湖	440303002	93	90 500	133.47	0.7
梅沙	440308004	18	18 063	26.64	0.68
东晓	440303008	95	100 779	148.63	0.64
西乡	440306001	545	580 736	856.47	0.64
公明	440306005	364	414 358	611.09	0.6
南湾	440307004	170	197 431	291.17	0.58
福保	440304009	89	106 811	157.52	0.56
清水河	440303006	81	101 024	148.99	0.54
横岗	440307005	246	306 502	452.03	0.54
沙头	440304004	177	226 061	333.39	0.53
坂田	440307003	176	221 767	327.06	0.54
葵涌	440307011	48	61 105	90.12	0.53
松岗	440306004	293	398 153	587.2	0.5
观澜	440306010	299	452 598	667.49	0.45
龙岗	440307006	141	215 273	317.48	0.44
坑梓	440307010	60	94 801	139.81	0.43
桃源	440305008	81	138 853	204.78	0.4
海山	440308002	36	61 858	91.23	0.39
龙城	440307007	134	260 696	384.47	0.35
沙井	440306003	251	529 041	780.23	0.32
新安	440306011	182	410 056	604.75	0.3
民治	440306009	118	281 652	415.38	0.28
福永	440306002	187	472 792	697.27	0.27
大浪	440306008	70	277 689	409.54	0.17

从表 6-6 中可以看出,南头街道的相对危险最高,达到了 17.5,相对风

险值要远远高于其他街道;大浪和福永街道相对危险度较低,分别为 0.17 和 0.27;东湖和莲花街道相对危险度也较高,分别为 2.17 和 2.12;民治和新安街道的相对危险度也低于 0.28,同属于相对危险较小的街道。

6.2.5 深圳市肝病的重心迁移规律

通过重心计算公式结合深圳市肝病数据进行分析,得到深圳市肝病的重心坐标如表 6-7 所示。

表 6-7 深圳市 2010－2012 年肝病发病重心坐标

类型	X 坐标	Y 坐标
2012 年肝癌	115 228.22	26 997.91
2012 年慢性肝炎	113 492.71	27 451.04
2012 年急性肝炎	113 443.73	30 649.13
2011 年肝癌	114 953.79	27 051.68
2011 年慢性肝炎	107 811.41	24 756.45
2011 年急性肝炎	105 985.04	29 002.77
2010 年肝癌	108 848.68	24 232.80
2010 年慢性肝炎	107 228.34	24 009.07
2010 年急性肝炎	105 621.47	27 981.62

肝病发病重心迁移的根源在于疾病空间分布的不均衡性。整体来说,深圳市肝病重心转移的趋势由西南向中部和北部转移,在经度上,有从西向东转移的趋势,在纬度上,有从南向北转移的趋势。2010 年和 2011 年期间,急性肝炎和慢性肝炎的重心较为接近,分别处于西丽街道和桃源街道,但是肝癌的重心相隔较远,一个在桃源街道,一个在坂田街道。到了 2012 年,急性肝炎、慢性肝炎和肝癌的重心都有从西南向东北迁移的过程,急性肝炎和慢性肝炎分别从西丽街道和桃源街道转到了龙华街道和民治街道,肝癌的重心和 2011 年保持一致,在坂田街道。说明患者重心有向东北迁移的趋势,一方面可能由于龙岗新区的建立,大量的企业、工厂为减轻经济压力搬迁至租金更低的宝安区导致重心北移,搬向龙岗区导致重心轨迹向东北移动,龙岗区的工业产值和规模以上企业在 2010 年都有大幅度增加,就业人数激增,两者的交互作用导致肝病重心向东北移动更为显著。

通过深圳市肝病重心变化图和肝病多尺度聚集分析发现,深圳市肝病患者都有从西南向东北迁移的规律。该趋势可以结合深圳市人口变化、环境因素等综合考虑,也为市政府部门的对疾病管理、防治、控制和决策提供了参考依据。

6.2.6　深圳市肝病的多尺度聚集特征

疾病的分布往往和空间位置有关,不同的空间位置有着不一样的地理环境,而疾病的发生往往受到地理环境和社会条件的影响。有些地方疾病患者多,而有些地方疾病患者少,而且在不同尺度下,疾病的分布特征也有所变化,尺度的变化会导致聚集特征的出现或消失。由于我国对于疾病的统计面数据居多,缺少疾病病例的个体点数据,所以我国利用空间信息技术研究疾病大多在省、市级尺度下进行,受数据本身的影响难以在更小的尺度下完成,大尺度下的研究结果对于区、街道、社区级尺度下的疾病管理、预防和控制的指导作用非常有限。本研究采用深圳市医学信息中心提供的疾病数据,利用地址匹配的精确落地数据对深圳市肝病的多尺度聚集特征分析有助于分析肝病在不同尺度下的聚集特征,为不同级别的公共卫生部门的疾病防控工作提供数据支持。本节针对深圳市肝病的宏观尺度、中观尺度、微观尺度进行疾病的多尺度分析,分析深圳市肝病在不同尺度下的分布模式,为各级政府部门、社会企业、公众的疾病预防提供指导作用。

6.2.6.1　区级宏观尺度分析

从深圳市宏观尺度上来看,2010 年深圳市肝癌住院患者最多的区域是南山区,龙岗区、福田区次之,随后是宝安区,盐田区和大鹏新区肝癌住院患者最少。急性肝炎和慢性肝炎的分布情况和肝癌的分布情况大体上类似,都是南山区患者最多,龙岗区和宝安区在中间,盐田区和大鹏新区患者最少。从不同病种住院人数上分析,深圳市慢性肝炎住院人数最多的南山区达到了 1713 人,而急性肝炎住院人数最多的南山区只有 103 人。可以发现慢性肝炎患者住院人数最多,而急性肝炎和肝癌患者住院人数较少。

对深圳市 2011 年肝癌、急性肝炎、慢性肝炎住院分区统计发现,肝癌住院人数最多的区域由 2010 年的南山区转向了福田区,罗湖区、龙岗区次之,肝癌患者最少的区域仍然是盐田区和大鹏新区,与 2010 年保持一致。而急性肝炎和慢性肝炎的患者依然是南山区最多,与 2010 年相比变化不大。

对深圳市 2012 年肝癌、急性肝炎、慢性肝炎患者统计发现,肝癌和肝炎发病最多的区域与 2010 都有了较大了的变化。2012 年肝癌患者最多的区域是福田区,急性肝炎患者最多的区域由 2010 年的南山区变成了宝安区,慢性肝炎患者最多的区域由 2010 年的南山区变成了宝安区和龙岗区。

从宏观尺度上来看,深圳市南山区肝癌和肝炎患者总数有轻微的逐年下降趋势,如果考虑到人口增加,发病率下降得更快,而福田区和宝安区的肝癌和肝炎患者总数有逐年上升的趋势,两种因素共同作用导致深圳市肝病住院人数由 2010 年的南山区向其他区域转移,转移规律有由西向东、由南向北的趋势。宏观尺度对疾病的聚集特征研究能把握疾病的整体聚集性,整体的聚集特征有可能是局部的病例聚集较多引起的,也有可能是该区域患者均高于其他区域,宏观尺度上的分析可以帮助区级公共卫生部门进行科学决策。

6.2.6.2　街道级中观尺度分析

中观尺度是从街道级别来分析深圳市肝病住院人数的空间分布。从 2010 年的街道统计分布来看,肝癌、急性肝炎和慢性肝炎住院人数最多的街道都为南头街道,而据 2011 年的统计分布图中可以得知,莲花街道和布吉街道肝癌住院人数是最多的。大浪街道、民治街道、坂田街道、葵涌街道、大鹏街道、南澳街道等东部的街道肝癌患者较少。急性肝炎和慢性肝炎与 2010 年相比,变化较小,仍然是南头街道患者较多。2012 年,肝癌患者的分布又发生了较大的变化,莲花街道、布吉街道、西乡街道和石岩街道的住院人数最多,住院人数较少的街道只有大浪街道、华强北街道、坑梓街道、南澳街道、大鹏街道、海山街道、盐田街道、梅沙街道几个。急性肝炎患者的分布变化较为明显,住院人数最多的街道由南头街道变为西乡街道、石岩街道和观澜街道,慢性肝炎患者最多的街道为西乡街道和布吉街道。由此可见,深圳市肝病患者有从西向东迁移的过程。重点防治的街道也应该根据患者人数的变化而变化。

从中观尺度上进行分析,发现 2010 年南山区急性肝炎较为聚集,对比宏观尺度和中观尺度分析就会发现,2010 年南山区大部分街道的急性肝炎都较少,急性肝炎患者主要集中在南头街道,这说明了在中观尺度上的聚集性会影响宏观上的聚集性,某个街道疾病患者总数过多会导致所在的区级行政区划上的聚集。而宏观上的聚集特征在中观尺度上不一定是该区域内都存在聚集分布,如南头街道疾病患者过多就会影响到该区域的宏观尺度上的聚集性,而南山区的聚集特征并没有表现为南山区下的每一个街道的聚集特征,而是集中表现在南头街道呈现聚集分布,而南头街道之外的其他街道肝病患者分布较为分散。

6.2.6.3　社区级微观尺度分析

微观尺度是从更细的社区级别统计深圳市肝病住院人数的分布。从 2010 年肝癌社区统计可以得出,肝癌住院患者最多的社区为大新社区,急性肝炎住院人数最多的区域为大新社区、龙腾社区、新澜社区,慢性肝炎患者最多的社区为大新社区、龙腾社区、紫荆社区。2011 年肝癌患者最多的社区为龙腾社区、紫荆社区、科技园社区等,急性肝炎患者最多的社区为新澜社区、龙腾社区、燕川社区,慢性肝炎患者住院最多的社区为大新社区、龙腾社区、三联社区等。到了 2012 年肝癌患者最多的社区依然是紫荆社区和龙腾社区,桃源社区、三联社区和科技园社区次之,急性肝炎患者最多的区域为龙腾社区、桃园社区、新澜社区、三联社区,慢性肝炎患者最多的也是龙腾社区、紫荆社区、三联社区、桃源社区。

从微观尺度对肝病住院患者进行细粒度的分析,发现肝病患者较多的区域都集中在大新社区、龙腾社区、紫荆社区等。无论是急性肝炎、慢性肝炎还是肝癌的住院人数,都主要分布在这几个社区。在一定程度上说明了急性肝炎、慢性肝炎和肝癌的患者在微观尺度下具有较强的聚集性,因为在同一社区或者更小的网格单元中暴露风险差异较小,很可能统一社区的生活习惯和饮食方式比较相似,且该生活习惯和饮食方式对肝病影响较大,例如水质的影响、空气污染情况、太阳日照等地理因素也可能引起肝病,综合多种因素从而引起了肝病患者的聚集性分布。加上从医学角度来看,急性肝炎、慢性肝炎和肝癌不仅病种之间具有相关性,还存在家族式聚集的特点,约有 70%～80% 的乙肝患者是家族聚集性感染,也就是同一个家庭中,包括父母和兄弟姐妹超过两个人感染了乙型肝炎。因为同一个家庭的生活习惯和饮食都是类似的,而且肝病还能够通过唾液传播,共用碗筷会造成肝病的传播,医学上研究表明急性肝炎容易引起慢性肝炎,而慢性肝炎也有可能进一步转化为肝硬化或肝癌。从社会学的角度进行分析,小区域内的政府医疗卫生支出、政府的教育支出、人均 GDP 更具相似性,区域越大,相似性越弱。还可以从生态学、社会学、经济学、地理学等多个角度分析肝病的聚集性特征和原因。此外,一般肝癌患者较多的社区,其慢性肝炎和急性肝炎的患者也相对较多,二者具有较强的一致聚集特征。

从不同尺度的统计分析可以发现,微观尺度和中观尺度、宏观尺度的统计分布中南山区的聚集特征主要表现在大新社区的聚集性,小区域的聚集性可以为政府部门提供依据及早预防和控制疾病的传播和流行。微观尺度的聚集特征分析能够很好地辅助疾病与相关地理因子分析,分析聚集区域与非聚集区域之间的差异,并找出可能存在的地理相关的危险因子,而宏观尺度下的聚集特征分析适合为政府部门提供决策。城市疾病多尺度聚集特征分析在流行病的研究中具有重要的作用。首先,能够分析不同尺度下的流行病聚集特征,从宏观尺度、中观尺度和微观尺度分析流行病的聚集特征,并找出其聚集区域;其次,通过时间尺度下的流行病分析发现流行病的传播趋势和规律,为流行病的及早预防提供科学依据;最后,还能通过不同病种分析流行病之间的关系,也可以从地理学角度来分析流行病的相关性。

6.3　研究讨论

6.3.1　空间统计在疾病空间分析中的优势

城市疾病制图与空间分析中的重要研究内容是分析城市疾病在空间上的分布特点和流行趋势,探索疾病的空间分布模式。也就是需要探索疾病到底是随机分布的还是存在某种聚集性分布,如果是随机分布的,说明城市疾病与空间因素无关,如果是聚集分布,需要进一步研究聚集趋势并且利用相关算法和模型确定城市疾病的聚集时间和聚集区域,利用空间自相关性分析疾病的高值聚类或低值聚类区域。在传统的城市疾病研究中,常常采用传统的统计学方法,统计疾病在人群(包括种族、性别、年龄、国籍、肤色、民族等属性因素)、时间上的分布情况,探索疾病的分布规律,往往缺少空间分布差异性的分析。但是城市疾病及其影响因素的空间分布特征不仅仅表现随机性,还具有空间相关性,据研究,城市疾病不仅仅与个体的身体健康状况有关,还取决于个体所处的环境、气候、地形地貌等多种因子。例如在SARS发生的时候,在广州被感染的概率就要远远超过北方。一方面SARS是一种传染性疾病,另一方面SARS就是南方首次的,所以在北方感染的概率要低得多。疾病分布受到邻近区域疾病分布的影响,其传播必须通过媒介,并非完全独立的事件,传统的研究方法忽略了空间相关性研究,仅仅从人群属性开展研究是远远不够的。传统的统计方法忽视了疾病数据的空间自相关性,对疾病数据和患者疾病提供的有效信息利用不全,降低了研究质量,结果的可靠性也在一定程度上受到影响。因此,传统的研究方法在疾病制图空间分析中还存在局限性,影响人们对于城市疾病流行规律的认识,不利于城市疾病的预防和控制。而采用空间统计方法对城市疾病进行空间分析具有先天的优势。

空间统计学研究在空间分布上既有空间异质性又有空间自相关性的现

象,有着以下优势:空间统计学研究的对象为在空间上有关联的地理现象或事物,空间统计学抽样具有空间自相关性,空间统计学不仅仅研究疾病的数字特征,还研究疾病的空间分布特征和空间关系。前面介绍的空间统计方法包括空间自相关分析、空间邻接矩阵分析、基于空间模型的贝叶斯统计分析、贝叶斯时空模型、探索性空间数据分析、时空聚集性分析、重心迁移轨迹分析、疾病相对风险分析在城市疾病的研究中取得了较好的研究成果。基于地统计的疾病制图和基于贝叶斯的统计制图比传统的点数制图和分级制图更多地考虑了城市疾病制图中的空间关系,消除了行政区划边界突变性,突破了疾病制图的不连续性,取得了基于空间插值的光滑疾病地图,能够很好地解释和回应地理学第一定理,空间上越接近的地理现象或地理事物往往有更大的相关性。因此空间统计在疾病制图空间分析上更具有优势,合理利用空间统计方法研究疾病的空间分布规律更有意义。

6.3.2　疾病制图的尺度效应

尺度是在研究地理事物或地理现象中所采用的空间单元或时间单位,也可以指某一现象或事物在时间和空间上的范围或分辨率。尺度效应(Scale effect)是指当地理空间数据聚合而改变其幅度、粒度、形状和方向时,分析结果也会随之变化的现象。尺度分为时间尺度和空间尺度。时间尺度可以按天、月、季、年。空间尺度分为宏观尺度、中观尺度和微观尺度,宏观尺度研究大区域,分辨率较低;中观尺度研究区域适中,分辨率介于宏观尺度和微观尺度之间;微观尺度研究的区域较小,分辨率最高。疾病制图分析的尺度效应是指疾病制图和空间分析具有尺度依赖性,尺度的变化可能会导致疾病空间异质性的出现或消失或变化,因此在疾病制图空间分析中,必须考虑其尺度效应。多尺度研究更加注重空间相关性、空间异质性和空间差异的影响,且研究尺度在不断缩小,以前研究者更加关注宏观方面的分布和趋势,如今越来越多的研究者关注微观尺度的空间测度和分析,包括空间自相关分析揭示地理现象之间的相关性、局部空间关联分析反映地理现象的空间异质性特征和差异性变化趋势,常用局部莫兰指数和G指数来衡量局部空间关联性,热点冷点分析能够测定地理现象或事物与周边区域的关联。尺度效应可以采用尺度方差进行测度,通过计算宏观尺度、中观尺度和微观尺度的尺度方差对城市疾病进行差异测量和多尺度分析,同时利用热点冷点分析和空间自相关分析进一步揭示疾病的空间格局变化趋势。

在本章研究中,从区级行政区划、街道级行政区划、社区级行政区划对深圳市肝病进行多尺度聚集特征研究。研究发现肝病在宏观尺度下聚集在南山区,在中观尺度下南山区的聚集区域集中在南头街道,微观尺度下发现南山区的肝病聚集区域为大新社区。研究发现,宏观尺度下的研究对于基层公共卫生部门的指导作用有限,而微观尺度下的分析可能会导致宏观决策的错误。通过多尺度分析深圳市肝病的聚集特征,能够为不同级别部门的决策提供数据支持。深圳市卫生委员会从宏观上进行把控,分析深圳市肝病的空间分布情况,掌握其重点防范区域,而区政府部门需要从各个街道进行分析,对肝病患者较多的街道进行实地走访,并探索其原因,包括迁入患者、收入影响、生活习惯、饮食方式等各方面开展调查,进一步明晰肝病患者的病因。

6.3.3 深圳市肝病空间异质性研究

研究结果表明慢性肝炎患者、急性肝炎患者和肝癌患者在年龄段分布中都存在正态分布,有"中间高,两头低"的特点。空间异质性也叫空间差异性,是指疾病数据在空间上的变异性和复杂性,是研究城市疾病不能忽视的因素。疾病异质性主要有疾病空间分布异质性、疾病流行时间异质性。研究空间异质性的方法有很多,包括空间自相关、空间聚集性、空间变异函数、空间异质性测度模型、Tobit 模型回归分析等。深圳市肝病的发病率不仅仅在人群中存在异质性,而且在空间上也存在异质性,空间自相关引起的空间异质性起主导作用,可以理解为深圳市肝病高发区存在着聚集性,而且聚集特征是由空间自相关引起的。但是空间自相关是由于天气、环境、生活习惯等何种因素导致的还有待进一步研究。在深圳市内,肝病的空间异质性可能是由某些稳定的致病因子导致的。对肝病空间异质性的探讨不仅具有现实意义,还有较高的学术价值。

6.3.4 深圳市肝病时空聚集性检验

不同地区疾病发病率不一样,疾病具有不可预测的偶然性,不能在大区域大范围大尺度下进行聚集分析。从某种程度上说发病率分析必须在小区域尺度下进行才有实际意义和探索价值。全球死亡率最高的癌症分别为:肺癌、结肠直肠癌、胃癌、肝癌,可见肝癌患者死亡高居前列。亚洲癌症新增超过全球的一半,这是对大区域进行总体统计分析的结果,对于不同的国家、地区、个人的影响其实没有那么大,所以在城市疾病研究中尽可能地在小区域小尺度下进行研究。本研究针对深圳市的肝病发病情况进行分析,具体分析到每个街道、每个社区、每个病例患者个体,更能凸显时空聚集性的特点,本研究结果表明深圳市肝病存在明显的空间异质性。前面已经提到,从时间和空间上对肝病的时空聚集性进行分析,得到两个一级时空聚集点和三个二级聚集点。可见深圳市肝病患者表现的并不是随机分布或者均匀分布,而是呈现聚集状态。不仅仅在空间上表现出聚集性,而且在时间上也表现出聚集性。空间聚集性主要集中在南头街道、粤海街道、石岩街道、光明街道、莲花街道、东湖街道和布吉街道等行政区划。时间聚集性主要集中在 2012 年 7 月到 9 月之间和 2011 年 8 月到 10 月之间,可见秋天是肝病高发期。时空聚集性为肝病的病因探索和防控提供了可靠的依据。

深圳市肝病时空聚集性探测研究说明在整个研究区域内存在统计学上的聚集性分布,不仅存在聚集性分布,还有高聚集性区域,从两个一级空间聚集区域和时间聚集点来看,每年的 8、9 月份是肝病患者的高发期,在此期间需要更加关注肝病患者,政府部门需要强调肝病易发性,让社会公众从思想上重视肝病高发段,医院需要提供更多的肝病医疗资源,社会大众需要进一步摸清肝病患者患病的原因所在,为肝病的预防做好准备。该研究摸清了深圳市肝病的分布规律,并为市区的医疗资源合理配置和疾病防控提供了理论依据,对医疗卫生部门有着重要的指导作用。

6.3.5　深圳市肝病的风险评估

疾病的风险评估有助于人们了解到疾病的危害,通过评估不同区域的风险,发现疾病的区域差异性,让社会公众了解疾病的基本情况,有助于社会公众采取对应措施对疾病进行有效防控。相对风险研究为深圳市卫生部门提供了疾病重点研究区域,重点防治区域,有针对性地进行肝病防控,可以更有效地利用医疗资源,避免不必要的资源浪费。后续研究可以根据医疗资源的可达性开展研究工作,如分析深圳市肝病医疗资源的分布情况与现阶段的肝病患者空间分布情况是否相符合,如果不相符合,可以建议公共卫生部门平衡医疗资源。

6.3.6　深圳市肝病重心迁移轨迹

深圳市肝病重心迁移轨迹参考 6.2.5。

6.4 本章小结

随着 SARS、高致病性禽流感和埃博拉出血热等空间流行病的突然暴发,疾病制图分析和时空聚集特征分析在国际研究中已经成为热点和焦点问题之一。本章从深圳市肝病研究现状入手,系统梳理了城市疾病制图和疾病空间分析的材料和方法,采用深圳市肝病的流行特征、空间相关性研究、时空聚集性研究、相对风险程度、重心迁移轨迹、多尺度(宏观尺度、中观尺度和微观尺度)方法研究城市疾病的空间格局和分布情况,并对深圳肝病的研究结果进行解释和分析,最后讨论了疾病制图和空间分析中存在的优势与不足之处,为今后的研究指明方向。

6.4.1 主要研究结论

基于地址匹配的城市疾病制图空间分析从疾病数据的空间化、空间统计方法、疾病制图和空间分析效果展示几个方面展开。本研究探讨了深圳市肝病的流行特征、肝病的空间相关性、肝病的时空聚集性、肝病的重心迁移规律和肝病的多尺度聚集特征分析。研究结果表明:①慢性肝炎患者、急性肝炎患者和肝癌患者在年龄段分布中都存在正态分布,有"中间高,两头低"的特点。慢性肝炎最多的在 30 到 40 岁之间,急性肝炎患者最多的在 20 到 30 岁之间,而肝癌患者最多的在 50 到 60 岁之间。可以得出越年轻,患急性肝炎概率越高;越年长,患肝癌的概率越高的结论。从人数分布来看,深圳市肝病住院注册人数最多的是慢性肝炎患者,3 年的时间累积达到了 10 395 名患者;其次是肝癌患者,3 年时间累积达到了 4223 名患者;最少的是急性肝炎患者,3 年时间总共有 719 名患者。从公共卫生的角度解释其原因就是急性肝炎发病时间急促,经过一段时间可以转换为慢性肝炎,甚至可以转换成肝癌,符合常识。深圳市慢性肝炎患者主要集中在 30~40 岁年龄段,统计分析发现慢性肝炎占到肝病患者总数的 2/3,尤其集中在 20~50 岁的年龄段,深圳市 90% 的慢性肝炎患者都处于该年龄段,30~40 岁是慢性肝炎的高发年龄段,有 3928 人,其次是 20~30 岁的 2924 人,40~50 岁的 2216 人。②通过空间相关性分析,利用局部莫兰指数统计得到的结果发现南头街道在空间上存在高高聚类和粤海、西乡街道存在高低聚类;南头街道属于高低聚类区域,意味着南头街道的肝炎患者较多,而南头街道周边区域的肝炎患者较少,粤海街道和西乡街道属于高高聚类区域,意味着粤海街道和西乡街道的肝炎患者较多,且周边街道的肝炎患者同样较多。③利用 SaTScan 软件进行时空聚集性分析得到深圳市肝病的时空聚集特征。④利用相对风险分析发现南头街道的相对危险最高,肝病患者实际患病人数远远超过期望值,需要进一步调查其患病原因。⑤从整体上来看,深圳市肝病重心转移的趋势由西南向中部和北部转移,在经度上,有从西向东转移的趋势,在纬度上,有从南向北转移的趋势。通过深圳市肝病重心变化图和肝病多尺度聚集分析发现,深圳市肝病患者都有从西南向东北迁移的规律,需要重点防治的社区包括大新社区、龙腾社区、新澜社区。宝安区和龙岗区的快速发展和工业园的开发集聚了大量的上班族,加上特区内的房价过高,导致部分在特区内的上班族也在宝安和龙岗买房定居;而且宝安区和龙岗区人口流动更加频繁,人口的流动也在一定程度上会影响个人的公共卫生。

6.4.2　本研究创新之处

结合 GIS 和地址匹配技术,探讨了空间统计分析方法在疾病制图空间分析中的应用,描述了同一地区的地理现象在不同的尺度下表象是不一样的,说明同一区域不同尺度下存在着地理现象和地理认知的不同抽象,进一步说明尺度具有不同的抽象层次。系统研究并实践了一种宏观、中观和微观多尺度城市疾病聚集特征分析方法,结合探索性城市疾病数据分析、相对风险程度分析和疾病重心迁移研究肝病的多尺度聚集特征和动态变化趋势。研究发现,深圳市肝病具有明显的尺度效应和家族式聚集性感染,微观尺度上的聚集特征会影响中观、宏观尺度上的聚集特征,多尺度疾病制图研究也表明了急性肝炎、慢性肝炎和肝癌之间存在相关性,三种肝病的聚集性和重心迁移有从西南向东北转移的趋势,该研究为肝病的及早预防和病因探索提供了依据,对深圳市肝病的区域预防、控制和治疗具有一定的指导作用。

6.4.3　本研究局限性

本研究探讨了深圳市肝病的流行特征、肝病的空间相关性、肝病的时空聚集性、肝病的重心迁移规律和肝病的多尺度聚集特征分析。

研究从疾病的空间分布展开,并分析了肝病的聚集特性和时空演变规律,由于数据收集的有限性,只收集了 3 年的数据,在年份跨度上还显得有些单薄,并且数据只有家庭住址数据,部分填写可能不够规范,地址匹配效果还有提升空间,而且没有对肝病的地理危险因子进行下一步深入的探讨,由于数据年限的限制,没有对肝病的未来发病情况进行预测,这些都是今后的研究重点和方向。对于疾病研究来说,数据的准确性是疾病制图精确性的基础,现阶段流行病数据的收集手段很多,但是要收集全面而准确的数据是非常困难的,由于数据本身存在测不准定理,不同的人观测同样的数据是不一样的,不同的人收集同样的数据是不一样的,所以对疾病数据的收集需要进一步加大力度,保证大部分的数据能够被准确收集到。

有些疾病患者由于某种原因可能没有选择住院或者去医疗机构登记,导致真实的患者数目统计不准确,加上还存在部分误诊的患者,但是现阶段还没有一种更好的方案来替代医学信息中心收集到的疾病数据,因此,利用权威部门统计的城市疾病患者的住院数据对发病数据进行估计是一种暂时较好的方案。在利用该数据进行疾病制图和空间分析的时候,需要考虑数据样本的随机性和空间依赖性,采用合适的模型对疾病数据进行分析才能得到可靠的结论,否则得到的结论可能有违疾病数据的本意,在研究中只有准确可靠全面的数据,加之合适恰当的空间分析方法,才会得到科学的分析结果。

采用不同的空间研究方法会得到不同的结果,所以在研究中方法的选择也很重要,不仅仅数据具有随机性和偶发性,而且方法的多样性对结果也有巨大影响。例如通过不同的插值方法制图,得到的疾病专题图是不一样的,有些疾病数据适合于空间插值,有些适合于多项式回归分析,需要针对具体的疾病数据本身开展研究和分析。例如在宏观尺度下的研究得到结论:2010年深圳市肝癌住院患者最多的区域是南山区,龙岗区、福田区次之,随后是宝安区,盐田区和大鹏新区肝癌住院患者最少;但是在微观尺度下,可能南山区只有一个街道肝病患者较多,而在其他区域有多个街道的肝病患者较为严重,即在疾病数据研究中的小区域聚集性会加大整个区域的聚集性。好比一个群体10个人平均收入都是1万元,而一个人收入10万元,其他9个人收入为0。一个人的收入会大大地影响整个人群的特性。而其他群体有3个人都是3万元,其他人都是一千多元,平均收入也是1万元。如何衡量两者之间的合理性和科学性,是在疾病制图中需要考虑的情况,采用多尺度制图就能很好地应对这一类问题。首先,从宏观角度研究深圳市疾病的基本情况,观测宏观角度的聚集性,然后从中观尺度观测疾病的聚集性,最后从微观尺度开展研究,从多个尺度研究不仅能够对肝病数据进行细化分析,而且不同尺度的时空聚集性还能进行比较研究,从而发现不同尺度下的相同点和不同点。

第7章 结论和展望

随着大数据时代与"互联网＋"时代的到来,人们每天都可以从互联网、新闻、电视等各种媒体上看到世界范围内的疾病严重危害我们的健康,对个人、家庭和社会造成巨大的财产损失。"一病毁掉一个家庭",可见疾病对于人们生活的影响是巨大的,是每个家庭无法承受的,生命只有一次,人人都应该珍惜自身的健康,爱护自己的身体,提升自己的健康意识,多关注自己身心健康发展。随着生活水平的不断提升,人们去医院的频率也随之上升,20世纪几乎很少见癌症患者,感觉癌症离我们的生活很遥远,但是现在几乎每个家庭的亲朋好友都有癌症患者(包括乳腺癌、肺癌、肝癌、胃癌、喉癌等)。据统计,在我国每65个人就有一人患有癌症,每年有400多万人被确诊,每天有1万人被确诊,每分钟有5人死于癌症,可见疾病现阶段的流行之盛。为什么会出现这么大范围的癌症患者? 这些数字背后的原因是什么? 到底是什么导致了癌症的暴发? 这些是每个人都十分关注的议题,一方面是人们生活习惯的影响。随着生活水平的提升,酒肉成为家常便饭,加上不注意休息,通宵熬夜加班娱乐都会对身体造成巨大的伤害。另一方面媒体报道也比以前来得更加猛烈些。以前不要说手机,电视都很少看,随着科技的发展,现在人人都会用手机,而且几乎人人都离不开手机,在地铁里人人都是低头族,甚至有人骑自行车电动车都在看手机,外卖小哥为了准时送到能够一手多用,连小到两三岁的小朋友都会玩手机游戏。新闻传播的快速发展,各种媒体狂轰滥炸,自媒体给我们带来的资讯源源不断,也导致人们对疾病的恐慌越来越严重,甚至电信诈骗中出现了以疾病之名进行诈骗的犯罪团伙。疾病给我们生活带来的巨大影响导致研究疾病的学者不仅仅局限于医生,甚至地理学家、统计学家、数学家、公共卫生学家、城市生态学等各个研究领域的学者都对疾病开展了有益的探索和研究,并且取得了可喜的成果。城市疾病是研究某一城市区域内疾病的人群、时间、空间分布情况,用地理统计学的方法来探索疾病的时空分布规律和流行趋势,从地理学的角度来对匹配后的城市疾病数据进行疾病制图研究和空间分析,探索导致疾病的时空聚集性并分析其相对危险程度,利用疾病的多尺度聚集特征分析、重心迁移规律和流行特征分析疾病的暴发规律和流行趋势,为医疗机构的及早预防和公共卫生管理部门的决策提供科学依据。

空间流行病学在我国有广泛的应用,包括疾病与健康空间数据库的建立与制图、环境污染监测及评估系统建立、传染性和非传染性疾病的空间分析与预防控制、公共卫生应急管理建设与预警、气候变化对疾病传播的影响等。可以采用疾病制图、点源或线源相对危险程度评估、空间聚集分析和疾病时空模型分析、地理危险因子分析,需要消除疾病数据的选择性偏倚、疾病数据的空间依赖性和暴露不准确偏倚、生态学偏倚等疾病数据本身的问题。利用地图制图和地理可视化的成果为疾病分析提供更好的视觉效果。周晓农提出研究疾病的方法包括描述性方法、生态学方法和地理学方法。其中传统的公共卫生领域采用描述性方法较多、分析疾病的"三间"分布,现在越来越多的学者从生态学和地理学的角度来理解和研究疾病的发病机理和流行机制,交叉学科的研究得到越来越多学者的青睐。地理学和生态学的研究步骤包括:假设形成、目标设计、抽样和数据收集、地理数据库建立、传统的描述性统计分析、空间分析、显著性检验和验证。

城市流行病学是一门交叉性的学科,包括地理信息系统、空间分析、公共卫生、数学、统计学、生态学、农学等方向的专家学者都对其研究很有兴趣。本研究从城市地址要素分析、城市地址表达方式、城市地址模型的建立、城市地址匹配算法、城市疾病制图分析和分析制图、疾病重心迁移规律分析、聚集分析和疾病预测角度来研究城市疾病,具有很好的应用价值和现实意义。本书从疾病数据的地址匹配入手,提出了一种新的基于关联规则的自适应地址模型,在此基础上详细介绍了地址匹配的原理和过程,并采取了基于地址要素逆向对齐的莱文斯坦距离算法进行地址匹配,加快了地址匹配的速度,提升了地址匹配的效率,提高了地址匹配的准确度,并以深圳市肝病住院数据为实例,从原始数据的空间化过程到疾病的空间分析和制图进行了系统的研究,使得疾病的制图空间分析能够更好地为医疗机构和社会公众服务,也为卫生管理部门的决策提供科学依据。

7.1 研究总结

疾病是对人类健康危害最大的敌人,传统的疾病研究大都从人群分布来研究,一方面由于流行病数据收集的困难,另外疾病数据并没有统计患者的家庭住址信息,很难对疾病数据进行空间化操作,加上计算机没有普及之前空间化过程的复杂,另一方面,疾病信息属于个人隐私信息,具有保密性,即使有疾病数据,未经患者同意医院也不能将其公开供其他人使用,所以很少有学者从空间角度来对城市疾病进行地统计分析。本书分析了国内外地址编码的研究现状,梳理了城市疾病制图和疾病空间分析的方法和理论研究,进一步分析了基于自然语言描述的中文地址表达的特点,总结了国内外城市地址模型的优缺点,依据我国地址编码规范,提出一种符合深圳市的基于关联规则的自适应地址模型。采用该模型对深圳市的 60 多万条公安门牌地址和建筑物地址数据进行建模,以地址要素为基础,结合特征尾词词库作为辅助手段,探索地址要素之间的关联规则,利用地址要素的关联频率设计符合深圳特色的全市统一的地址模型,并详细介绍了地址匹配的原理,按照地址模型设计了地址数据库,对地址标准化过程、地址数据入库流程、数据质量检查进行阐述,通过基于地址要素逆向对齐的莱文斯坦算法优化了地址匹配算法,加快了地址匹配速度,提升了地址匹配效率,并利用深圳市肝病数据进行实验,为城市疾病数据空间化提供了很好的实现思路和路径。对落地的流行病数据进行疾病制图研究,分析深圳市肝病住院数据的时空分布规律,并利用地统计克里金插值对疾病分布进行连续性表达,利用扫描统计量法来探索疾病的时空聚集性。本书以深圳市为研究区域,以 2010—2012 年肝病住院数据为研究对象,以地址匹配为研究工具,以城市疾病数据空间化、疾病制图、空间分析为研究手段,以探索疾病的时空分布、流行趋势和发病规律为研究目的,为社会公众预防疾病、医疗机构合理分配医疗资源和卫生管理部门制定决策提供科学依据。本书的主要工作如下:

(1)首先介绍了国内外地址编码研究现状,梳理了空间疾病制图和疾病空间分析的研究成果,深入分析了其现阶段存在的问题并提出解决方案,介绍了城市流行病的基本概念和原理,详细阐述了疾病制图和空间分析方法的基本理论与方法模型,并简单介绍了常用的空间分析软件。

(2)本书提出了一种基于关联规则的自适应城市地址模型,通过详细介绍国内外地址模型现状,考虑基于自然语言描述的中文地址分词方法,以地址要素为基础,结合特征尾词词库作为辅助手段,探索深圳市地址要素之间的关联规则和组合模型,研究基于关联规则的自适应城市地址模型的构建方法,为地址的扩展应用和匹配服务提供合适的城市地址模型。

(3)提出一种基于地址要素逆向对齐的莱文斯坦距离匹配算法,采用算法匹配的速度较快,精度高。地址匹配的主要工作包括构建地址匹配数据库,开发地址匹配和展示系统,提供地址匹配服务接口,为深圳市流行病数据和其他行业的地址数据提供地址匹配服务。利用 2010—2012 年的深圳市肝病住院数据进行地址匹配,基本匹配的肝病住院注册数据匹配率高达 95%。

(4)结合地址编码对深圳市肝病数据进行空间化,在此基础上对深圳市的肝病进行聚集分析、相对危险分析和空间相关性分析。根据空间扫描统计量法得出空间聚集的位置和危险程度,并且利用相对危险分析法分析不同区域的相对危险大小,检验在统计上是否存在显著性,最后利用全局空间相关分析和局部空间相关分析方法分析其相关性,从地图中发现深圳市肝病的时空分布模式和规律,通过地统计克里金插值制图和疾病重心迁移制图方法更加清晰地表达该区域内的肝病空间连续变化,为以后进一步疾病病因的探索提供参考。

7.2 主要贡献和创新点

本书的研究主题为城市疾病,从城市疾病数据本身入手,分析城市疾病数据的特点、城市疾病数据处理方法和研究方法。从城市疾病数据空间化、疾病制图、时空聚集性分析和疾病多尺度统计分析等多个角度对城市疾病进行研究,阐述了疾病和 GIS 交叉学科研究的理论与方法,构建了基于地址匹配城市疾病数据空间化的应用框架,并结合深圳市肝病住院数据进行实例分析,本书的主要工作和创新点如下:

(1)提出一种基于关联规则的自适应地址模型对深圳市地址数据建立地址模型。该方法通过对地址要素的分析,抽取地址中的特征尾词并对其进行统计,利用尾词之间的组合关系计算不同地址要素的支持度和置信度,提取符合条件的高频地址要素组作为自适应地址模型,能够很好地为地址的扩展应用和匹配服务提供合适的地址模型。

(2)提出一种基于地址要素逆向对齐的莱文斯坦距离和相似度计算的地址匹配算法。该方法加快了城市疾病地址数据的落地速度,提高了疾病数据匹配的准确率和效率,匹配率高达 95%,避免了传统的疾病数据制图空间分析中人工标点的烦琐低效的缺点,并为疾病制图研究和多尺度细粒度聚集特征分析提供了基础。

(3)本书系统研究并实践了一种宏观、中观和微观多尺度城市疾病聚集特征分析方法,结合城市疾病时空聚集性分析、相对风险程度分析和疾病重心迁移研究肝病的多尺度聚集特征和动态变化趋势。研究发现深圳市肝病具有明显的尺度效应和家族式聚集性感染,发现不同的尺度下城市疾病的聚集特征有所区别,城市疾病的聚集性会随着研究尺度的变化而变化,多尺度疾病制图研究也表明了急性肝炎、慢性肝炎和肝癌之间存在相关性,三种肝病的聚集性和重心迁移有从西南向东北转移的趋势,该研究为肝病的及早预防和病因探索提供了依据。

7.3 研究展望

本书在总结前人研究成果和分析其优缺点的基础上,提出了基于关联规则的自适应地址模型和基于地址要素逆向对齐的莱文斯坦匹配算法,并且利用深圳市肝病数据完成了疾病数据的地址匹配,在此基础上对深圳市肝病数据进行制图空间分析、聚集分析、相关性分析和重心转移规律,验证了自适应地址模型和地址匹配算法在城市疾病数据空间化的过程可行性和可靠性,对于疾病制图空间分析和流行趋势研究取得了一定的进展和成效,但仍有需要进一步研究和解决的问题,主要有以下几点:

(1)对于地址匹配研究,最好有一个标准的地址数据库,但是实际情况中城市建设、城市管理和发展使得标准的地址数据库难以建成,从而导致地址数据库需要不断完善和更新。标准数据库的缺失也使得在地址匹配过程中会出现有些地址匹配不上,有些地址没有更新导致匹配错误等情况,而疾病数据的匹配率直接影响后续的疾病制图空间分析结果,在现有情况下必须提升地址匹配准确率。任何地址匹配准确率都难以达到100%,因为地址中总是存在未登录词,所以要提高地址匹配的准确率,需要进一步提炼地址模型的自适应性,提高中文分词的准确性,消除中文分词中的歧义,建立地址语义网,增加未登录词词库。

(2)对于疾病研究来说,数据的准确性是疾病制图精确性的基础,现阶段流行病数据的收集手段很多,但是要收集全面而准确的数据是非常困难的,由于数据本身存在测不准定理,不同的人观测同样的数据是不一样的,不同的人收集同样的数据是不一样的,所以对疾病数据的收集需要进一步加大力度,保证大部分的数据能够准确收集到。有些疾病患者由于某种原因可能没有选择住院或者去医疗机构登记,导致真实的患者数目统计不准确,加上还存在部分误诊的患者,但是现阶段还没有一种更好的方案来替代医学信息中心收集到的疾病数据,因此,利用权威部门统计的城市疾病患者的住院数据对发病数据进行估计是一种暂时较好的方案。在利用该数据进行疾病制图和空间分析的时候,需要考虑数据样本的随机性和空间依赖性,采用合适的模型对疾病数据进行分析才能得到可靠的结论,否则得到的结论可能有违疾病数据的本意,在研究中只有准确可靠全面的数据,加之合适恰当的空间分析方法,才会得到科学的分析结果。

(3)在疾病制图分析过程中,疾病制图的主要目的是告知和教育社会公众关于疾病的风险,提供疾病的时空分布情况,让大家掌握疾病的流行趋势和分布规律,更好地做好预防和控制,也为社会公众部门提供更加科学可靠的信息,如天气变化时需要向社会公众提前通知变化情况,让市民做到有备无患。疾病制图不仅仅提供关于危险传播的信息,而且还能进一步进行空间分析,两者都是城市流行病学中非常重要的内容。风险感知需要结合风险感知的概率、一种事件的可能性和后果的严重性。使用交互式地图可以帮助社会公众参与在空间上探索数据和增加他们理解潜在暴露风险评估的复杂性,还需要进一步的研究。

参考文献

[1]A I,D I. Semantic text Similarity using corpus-based word similarity and string similarity[J]. ACM Transactions on Knowledge Discovery from Data,2008,2(2):1-25.

[2]Agrawal,Srikant . Mining in Association Rules Between Sets of Items in Large Database[J]. Proc ACM SIGMOD Int Conf Management of data,1993,207-216.

[3]Andrew C, Peter H, 杜忠潮, et al . 疾病制图[J]. 地理译报, 1990,(4):44-49.

[4]Anselin L. Spatial Econometrics: Methods and Models[M]. Dordrecht Kluwer Academic Publishers,1988.

[5]Anselin L. Spatial Data Analysis with GIS: an introduction to Spatial Data Analysis with GIS:an introduction to Application in the Social Sciences[J]. NCGIA,1992.

[6]Anselin L, Getis A. Spatial statistical analysis and geographic information systems. In Perspectives on Spatial Data Analysis; Advances in Spatial Science[M]. Springer: Berlin/Heidelberg, Germany,2010:35-47.

[7]Armstrong M P. Geography and Computational Science[J]. Annals of the Association of American Geographers, 2000,90(1):146-156.

[8]Bakshi R, Knoblock C A, Thakkar A . Exploiting Online Sources to Accurately Geocode Addresses[A]. ACM-GIS'04: Proceedings of the 12th ACM International Symposium on Advances in Geographic Information Systems[C]. 2004,194-203.

[9] Bertazzon S, Shahid R. Schools, Air Pollution, and Active Transportation: An Exploratory Spatial Analysis of Calgary, Canada[J]. Int. J. Environ. Res. Public Health,2017,14:834.

[10]Brown P F, Pietra S A D, Pietra V J D, et al. Word Sense Disambiguation Using Statistical Methods[A]. In In Proceedings of the 29th annual meeting on Association for Computational Linguistics[C]. 1991.

[11]Cassetti T, La Rosa F, Rossi L, et al. Cancer incidence in men: a cluster analysis of spatial patterns[J]. BMC Cancer, 2008,8:344.

[12]Chan-yeung M, Yeh A G, Tam C M, et al. Socio-demographic and geographic indicators and distribution of tuberculosis in Hong Kong: a spatial analysis[J]. Int J Tuberc Lung Dis, 2005,9(12):1320-1326.

[13]Clayton D, Kaldor J. Empirical Bayes Estimates of Age-Standardized Relative Risks for Use in Disease Mapping[J]. Biometrics, 1987,3(43):671-681.

[14]Cliff A D, Ord J K, Cliff A D. Spatial processes :models & applications[M]. London: Pion,1981:266.

[15]Dagan I, Lee L, Pereira F C N. Similarity-based Models of Word Cooccurrence Probabilities[J]. Machine Learning,1999.

[16]Daniel W, Goldberg J P, W A . From Text to Geographic Coordinates: The Current State of Geocoding[J]. URISA Journal,2007.

[17]Davis Jr, C A, Fonseca F T. A flexible addressing system for approximate geocoding. pdf[J]. GeoInfo 2003: Proceedings of the Fifth Brazilian Symposium,2003,(10).

[18]Dearwent S M , Jacobs R R , Halbert J B. Locational uncertainty in georeferencing public health datasets[J]. Journal of Exposure Analysis & Environmental Epidemiology, 2001,11(4):329-334.

[19]Dixon M G, Schafer I J. Ebola viral disease outbreak-West Africa, 2014[J]. MMWR Morb Mortal Wkly Rep,2014,63(25):548-551.

[20]Dolin P J, Raviglione M C, Kochi A. Global tuberculosis incidence and mortality during 1990-2000[J]. Bulletin of the World Health Organization,1994,72(2):213-220.

[21]Dueker K J. Urban Geocoding[J]. Annals of the Association of American Geographers, 1974,2(64):318-325.

[22]Elliott P J, Cuzick D, English Stern R. Geographical and Environmental Epidemiology: Methods for Small-Area Studies[M]. Oxford University Press,1993:427-428.

[23]Fonseca E S, D'Andrea L A, Taniguchi H H, et al. Spatial epidemiology of American cutaneous leishmaniasis in a municipality of west Sao Paulo State, Brazil[J]. J Vector Borne Dis, 2014,51(4): 271-275.

[24]Gatherer D. The 2014 Ebola virus disease outbreak in West Africa[J]. J Gen Virol, 2014,95(8):1619-1624.

[25]Goodchild. Spatial Analysis using GIS: NCGIA. Goodchild M F, Janelle D G. Thinking Spatially in the Social Sciences[J]. In Spatial Integrated Social Science: Oxford University Press: Oxford, UK,2004:3-17.

[26] Goodchild M F. Spatial autocorrelation [M]. Norwich: Geo Books,1986:56.

[27]Haining . Spatial Data Analysis in the Social and Environmental Science[M]. London: Cambridge University Press,1994.

[28]Hu D, Ren J, Wang G, et al. Geographic mapping of Crohn's disease and its relation to affluence in jiangsu province, an eastern coastal province of china[J]. Gastroenterol Res Pract, 2014:590467.

[29]Hutchinson M, Veenendall B. TOWARDS USING INTELLI-GENCE TO MOVE FROM GEOCODING TO GEOLOCATING[J]. Proceedings of the 7th Annual URISA GIS in Addressing Conference,2005.

[30] Islam , Inkpen. Semantic text Similarity using corpus-based word similarity and string similarity[J]. ACM Transactions on Knowledge Discovery from Data,2008,2(2):1-25.

[31]Jacquez G M. Geographic boundary analysis in spatial and spatio-temporal epidemiology: perspective and prospects[J]. Spat Spatiotemporal Epidemiol, 2010,1(4):207-218.

[32] Kiskowski M A. A three-scale network model for the early growth dynamics of 2014 west Africa ebola epidemic[J]. PLoS Curr, 2014,6.

[33]Kistemann T, Munzinger A, Dangendorf F. Spatial patterns of tuberculosis incidence in Cologne (Germany)[J]. Soc Sci Med,2002,55 (1): 7-19.

[34] Krieger N. Overcoming the absence of socioeconomic data in medical records: validation and application of a census-based methodology,1992:703-710.

[35]Krieger N, Waterman P D, Chen J T, et al. Monitoring socioeconomic inequalities in sexually transmitted infections, tuberculosis, and violence: geocoding and choice of area-based socioeconomic measures-the public health disparities geocoding project (US)[J]. Public Health Rep, 2003,118(3):240-260.

[36]Kulldorff M. A spatial scan statistic[J]. Communications in Statistics Theory and Methods, 1997,26(6):1481-1496.

[37]Lawson A, Biggeri A, B? hning D, et al. Disease mapping and risk assessment for public health[M]. Disease mapping and risk assessment for public health,1999.

[38]Lawson A B. Statistical Methods in Spatial Epidemiology[M]. Statistical methods in spatial epidemiology,2001.

[39]Lawson A B. Bayesian point event modeling in spatial and environmental epidemiology[J]. Stat Methods Med Res, 2012, 21（5）: 509-529.

[40]Lee, L. Similarity-based Approaches to Natural Language Processing. : Cambridge, MA: Harvard University,1997.

[41]Levine N, Kim K E. The spatial location of motor vehicle accidents: a methodology for geocoding intersections[J]. Computers, Environment, and Urban Systems, 1998,6(22): 557-576.

[42]Liu Y, Jiang S, Liu Y, et al. Spatial epidemiology and spatial ecology study of worldwide drug-resistant tuberculosis[J]. Int J Health Geogr, 2011,10: 50.

[43]Lover A A, Buchy P, Rachline A, et al. Spatial epidemiology and climatic predictors of paediatric dengue infections captured via sentinel site surveillance, Phnom Penh Cambodia 2011—2012[J]. BMC Public Health,2014,14:658.

[44]Maguitman . Algorithmic Computation and Approximation of Semantic Similarity[J]. World Wide Web, 2006,4(9):431-456.

[45]Maude R J, Nguon C, Ly P, et al. Spatial and temporal epidemiology of clinical malaria in Cambodia 2004—2013[J]. Malar J, 2014, 13: 385.

[46]McElroy J A. Geocoding addresses from a large population-based study: lessons learned[J]. Remington, P. L. (Ed.)2003:399-407.

[47]Meliker J R, Jacquez G M , Goovaerts P, et al. Spatial cluster analysis of early stage breast cancer: a method for public health practice using cancer registry data[J]. Cancer Causes Control, 2009, 20（7）: 1061-1069.

[48]Molina L, Perea J, Meglia G, et al. Spatial and temporal epidemiology of bovine trichomoniasis and bovine genital campylobacteriosis in La Pampa province（Argentina）[J]. Prev Vet Med, 2013,110(3-4): 388-394.

[49]Moonan P K, Bayona M, Quitugua T N, et al. Using GIS technology to identify areas of tuberculosis transmission and incidence[J]. International Journal of Health Geographics, 2004,3(1): 23.

[50]Munch Z, Van Lill S W, Booysen C N, et al. Tuberculosis transmission patterns in a high-incidence area: a spatial analysis[J]. Int J Tuberc Lung Dis,2003,7(3):271-277.

[51]Nakaya T, Yano K. Visualising Crime Clusters in a Space-time Cube: An Exploratory Data-analysis Approach Using Space-time Kernel Density Estimation and Scan Statistics[J]. Transactions in GIS,2010,14 (3):223-239.

[52]Naus J I. The Distribution of the Size of the Maximum Cluster of Points on a Line[J]. Journal of the American Statistical Association, 1965,60(310):532-538.

[53]Norton M R, Gunter M E. Relationships between respiratory diseases and quartz-rich dust in Idaho[J]. U. S. A. American Mineralogist, 1999,84(7-8):1009-1019.

[54]Openshaw . The modifiable areal unit problem[M]. London: Quantitative Geography: A British View,1981.

[55]Ord J K, Cliff A D. Spatial autocorrelation[M]. London: Pion, 1973:14.

[56]O'Reagan R. Geocoding theory and practice at the Bureau of the Census. Saalfeld, A. (Ed.),1987.

[57]Ostfeld R S , Glass G E , Keesing F . Spatial epidemiology: an emerging (or re-emerging) discipline[J]. Trends in Ecology & Evolution, 2005,20(6):0-336.

[58]Pascutto C, Wakefield J C, Best N G, et al. Statistical issues in the analysis of disease mapping data[J]. Stat Med, 2000,19(17-18):2493-2519.

[59]Pitesky M, Chin R P, Carnaccini S, et al. Spatial and temporal epidemiology of infectious laryngotracheitis in central California: 2000-2012[J]. Avian Dis, 2014,58(4):558.

[60]Randolph S E, Rogers D J. Tick-borne disease systems: mapping geographic and phylogenetic space[J]. Adv Parasitol, 2006, 62: 263-291.

[61]Rosychuk R J. Identifying geographic areas with high disease

rates: when do confidence intervals for rates and a disease cluster detection method agree? [J] Int J Health Geogr, 2006,5:46.

[62]Rushton G, Armstrong M P, Gittler J, et al. Geocoding in Cancer Research[J]. American Journal of Preventive Medicine,2006,30(2):S16-S24.

[63]Schönberger V M. 大数据时代[M]. 杭州：浙江人民出版社,2012.

[64]Sheppard E. Scale and Geographic Inquiry[J]. Nature,Society and Method,2004.

[65]Souza W V , Carvalho M S , Maria de Fátima P M, et al. Tuberculosis in intra-urban settings: a Bayesian approach[J]. Tropical Medicine & International Health, 2007,12(3):323-330.

[66]Richardson D B, Volkow N D, Kwon M. P, et al. Spatial turn in health research[J]. Science, 2013,339:1390-1392.

[67]Rushton G. Improving the geographic basis of health surveillance using GIS[J]. GIS and Health,1998:63-80.

[68]Souza W V, Carvalho M S, Barcellos C C, et al. Tuberculosis in intra-urban settings: a Bayesian approach[J]. Tropical Medicine & International Health, 2010,12(3):323-330.

[69]Stewart J B , Engman E T , Feddes R A , et al. Scaling up in hydrology using remote sensing: Summary of a Workshop[J]. International Journal of Remote Sensing, 1998,19(1):181-194.

[70]Sun J, Huang H, Xiao G X, et al. Spatial distribution of liver cancer incidence in shenqiu county, henan province, china: a spatial analysis[J]. Biomed Environ Sci, 2015,28(3):214-218.

[71]Tate N J, Atkinson P M, Tate N J, et al. Modelling scale in geographical information science. [M] Modelling scale in geographical information science,2001.

[72]Tobler W R. Cellular Geography[J]. Theory & Decision Library, 1979,20:379-386.

[73]Um S B, Kim N H, Lee H K, et al. Spatial epidemiology of dry eye disease: findings from South Korea[J]. Int J Health Geogr, 2014,13:31.

[74]Unwin . Introductory Spatial Analysis[M]. London: Mwthuen Press,1981.

[75]Wang A Q, Yu M. The application of the grey dynamic model in disease prediction[J]. Zhonghua Liu Xing Bing Xue Za Zhi，1988,9(1)：49-52.

[75]Wang F, Hartmann J, Luo W, et al. GIS-Based Spatial Analysis of Tai Place Names in Southern China：An Exploratory Study of Methodology[J]. Annals of GIS, 2006,12(1)：1-9.

[76]Werner P A. NATIONAL GEOCODING[J]. Annals of the Association of American Geographers, 1974,64(2)：310-317.

[77]Whalley L J. Spatial distribution and secular trends in the epidemiology of Alzheimer's disease[J]. Neuroimaging Clin N Am,2012,22(1)：1-10, vii.

[78]Wu J, Wang J, Meng B, et al. Exploratory spatial data analysis for the identification of risk factors to birth defects[J]. BMC public health,2004,4(1)：23.

[79]Y Q , J W. Effect of changing spatial resolution on the results of landscape pattern analysis using spatial autocorrelation indices[J]. Landscape Ecology, 1996,(11)：39-49.

[80]毕建欣，张岐山. 关联规则挖掘算法综述[J]. 中国工程科学，2005,7(4)：88-94.

[81]陈炳为，许碧云，倪宗瓒，等.地理权重回归模型在甲状腺肿大中的应用[J]. 数理统计与管理，2005,24(3).

[82]陈家旭.《黄帝内经》"治未病"理论研究[D].中国中医科学院，2008：80.

[83]陈娟，宋帅，史雅娟，等.富硒农业生产基地土壤硒资源空间分布特征及评价[J]. 环境化学，2015,34(12)：2185-2190.

[84]陈杰，蒋祖华.领域本体的概念相似度计算[J].计算机工程与应用，2006,42(33)：163-166.

[85]陈平，王利钢，李博涵.基于项约束的关联规则挖掘研究综述[J].制造业自动化,2014,(16)：10-15.

[86]陈述彭，鲁学军，周成虎.地理信息系统导论[M].北京：科学出版社,2000.

[87]陈万青，郑荣寿，张思维，等.2012年中国恶性肿瘤发病和死亡分析[J].中国肿瘤,2016(01).

[88]蔡斌，彭瑾，江华，等.追踪中国禽流感病毒基因变异：结合地理数据库信息和基因序列进化树的研究[A].中华医学会急诊医学分会第十

五次全国急诊医学学术年会[C]. 长沙,2012:289-290.

[90]绰绰. 深圳的地名[J]. 中外房地产导报,1995,(15):47.

[91]车前进,曹有挥,于露,等. 景观空间异质性及城市化关联——以江苏省沿江地区为例[J]. 生态学报,2010,31(23):7261-7270.

[92]程杨,李海蓉,杨林生. 中国明清时期疫病时空分布规律的定量研究[J]. 地理研究,2009,(4):1059-1068.

[93]杜娟,关泽群. GIS 在流行病学研究中的应用[J]. 现代预防医学,2007,(19):3691-3693＋3698.

[94]杜亨莉,彭瑞,严锐,等. 面向自然资源与地理空间基础信息库的综合信息产品在线定制模式——以浙江省为例[J]. 测绘与空间地理信息,2018,41(01):97-100.

[95]方立群,曹春香,陈国胜,等. 地理信息系统应用于中国大陆高致病性禽流感的空间分布及环境因素分析[J]. 中华流行病学杂志,2005,26(11):839-842.

[96]高军,陈锡先. 无监督的动态分词方法[J]. 北京邮电大学学报,1997,(4):68-71.

[97]高胜国,翁海腾,朱忠礼. 贝叶斯最大熵及其在地球科学领域的应用进展[J]. 江苏农业科学,2017,(18).

[98]郭会,宋关福,马柳青,等. 地理编码系统设计与实现[A]. 中国测绘学会九届四次理事会暨 2008 年学术年会[C]. 中国广西桂林,2008:5.

[99]郭仁忠. 空间分析[M]. 北京:高等教育出版社,2001.

[100]韩嘉福,李洪省,张忠. 基于 Lorenz 曲线的人口密度地图分级方法[J]. 地球信息科学学报,2009,11(6):833-838.

[101]胡艺. 基于地理探测器的汶川地震五岁以下儿童死亡风险因子估计[J]. 中国地理学 2011 年学术会,2011:50.

[102]黄磊,许大璐,任福,等. 一种微博 POI 签到数据的四叉树格网获取方法[J]. 地理信息世界,2018,(2).

[103]黄秋兰,唐咸艳,周红霞,等. 应用空间回归技术从全局和局部两水平上定量探讨影响广西流行性乙型脑炎发病的气象因素[J]. 中华疾病控制杂志,2013,17(4):282-286.

[104]李德仁,李清泉. 论地球空间信息技术与通信技术的集成[J]. 武汉大学学报(信息科学版),2001,(1):1-7.

[105]李德仁,陈晓玲,蔡晓斌. 空间信息技术用于汶川地震救灾[J]. 遥感学报,2008,(6):841-851.

[106]李德仁,龚健雅,边馥苓. 地理信息系统导论[M]. 北京:测绘出

版社,1993.

[107]李德云,邓佳云,李津蜀,等. 四川省碘缺乏病趋势面分析模型 [J]. 中华地方病学杂志,2004,23(4):344-346.

[108]李家福,张亚非. 基于 EM 算法的汉语自动分词方法[J]. 情报学报,2002,(3):269-272.

[109]李霖. 空间数据多尺度表达模型及其可视化[M].北京:科学出版社出版,2005.

[110]李胜,唐岭军,任福,等.融合流程优化思维的遥感影像变化检测自动化研究[J]. 武汉大学学报(信息科学版),2018,43(4):542-547.

[111]李新旭,周晓农,王黎霞. 结核病空间分布特征及影响因素研究进展[J]. 中国公共卫生,2014,(1):102-106.

[112]李雅彦,杜清运,蔡忠亮,等. 一种采用 PostScript 成像模型的高质量地图制图方法[J]. 武汉大学学报(信息科学版),2018,43(3):379-384.

[113]廖永丰,杨林生,王五一. 人口健康信息学及其系统应用[J]. 地球信息科学,2002,(4):50-55.

[114]刘美德,王学忠,等.云南省中华按蚊、杰普尔按蚊种群与环境因素关系的地理信息系统分析[J]. 中国媒介生物学及控制杂志,2008,(4):275-279.

[115]刘佳,辛鑫,刘斌,等.基于 DMSP/OLS 夜间灯光影像的 2000—2013 年鄂尔多斯市城市扩张遥感制图与驱动因子分析[J]. 国土资源遥感,2018,01(23).

[116]刘耀林. 从空间分析到空间决策的思考[J]. 武汉大学学报(信息科学版),2007,(11):1050-1055.

[117]刘正萍. 论盐城历史地名的挖掘与保护[J]. 盐城师范学院学报(人文社会科学版),2012,(5):29-32.

[118]龙毅,汤国安,周侗.地理空间分析与制图的数据整合策略和方法[J]. 地球信息科学学报,2006,8(2):125-130.

[119]陆应昶,赵金扣,胡晓抒,等.江苏省高血压病空间地理分布影响因素初探[J]. 中华流行病学杂志,2003,25(7):637-639.

[120]潘剑,郭银燕,等. 近 5 年肝病住院患者疾病谱的构成及变迁[J]. 肝脏,2013,(3):170-172.

[121]钱晏飞,任桂琼,速存芬,等.曲靖市 2012—2014 年麻疹病例流行病学特征及免疫史状况分析[J]. 疾病监测与控制,2016,(7):525-526.

[122]秦建新,谭子芳,等.洞庭湖区江滩钉螺分布的环境因子及空间

特征——基于 RS/GIS 的研究[J]. 自然灾害学报,2008,(4):19-27.

[123]石静,吴云芳,邱立坤,等. 基于大规模语料库的汉语词义相似度计算方法[J]. 中文信息学报,2013,27(1):1-6,80.

[124]宋启凡,李莉,朱雪征. 国外地址数据标准分析及启示[J]. 地理信息世界,2009,(1):60-66+70.

[125]孙庆先,李茂堂,等. 地理空间数据的尺度问题及其研究进展[J]. 地理与地理信息科学,2007,(4):53-56+80.

[126]孙亚夫,陈文斌. 基于分词的地址匹配技术[A]. 中国地理信息系统协会第四次会员代表大会暨第十一届年会[C]. 中国北京,2007:12.

[127]唐咸艳,周红霞. 扫描统计及其在流行病学中的应用[J]. 中国卫生统计,2011,(3):332-337.

[128]唐咸艳,仇小强,黄天壬,等. 空间扫描统计在广西肝癌空间格局中的应用研究[J]. 中国卫生统计,2009,(2):114-116.

[129]王劲峰,李连发,等. 地理信息空间分析的理论体系探讨[J]. 地理学报,2000,(1):92-103.

[130]王劲峰,武继磊,等.空间信息分析技术[J]. 地理研究,2005,(3):464-472.

[131]王石. 一种基于搭配的中文词汇语义相似度计算方法[J]. 中文信息学报,2013,7(21):7-14.

[132]王林森,熊小兰,柯庆,等.基于 GIS 空间分析建模技术的内涝风险评估[J]. 中国给水排水,2017,(3):115-118.

[133]王伟,钟义信,等. 一种基于 EM 非监督训练的自组织分词歧义解决方案[J]. 中文信息学报,2001,(2):38-44.

[134]吴库生,霍霞. 基于 GIS 的中国食管癌地理气候危险因素研究[J].华南预防医学,2008,(1):1-5+9.

[135]吴晓莉. 从理论到实践的地名规划探索——以深圳为例[A].2007 中国城市规划年会[C]. 中国黑龙江哈尔滨,2007:5.

[136]武继磊,王劲峰,等.空间数据分析技术在公共卫生领域的应用[J]. 地理科学进展,2003,(3):119-128.

[137]肖振强. 城市地址信息空间化的原理及方法研究[D].山东科技大学,2011:87.

[138]徐爱强,薛付忠,郭晓雷,等.山东省恶性肿瘤死亡现状及其空间流行病学[M].济南:山东科学技术出版社,2015.

[139]徐成东. 基于地理探测器的手足口病风险因子分析[J]. 中国地理学 2012 年学术年会,2012:150.

[140]徐辉,何克抗,孙波. 书面汉语自动分词专家系统的实现[J]. 中文信息学报, 1991(3):38-47.

[141]徐丽.贝叶斯疾病制图的研究进展[J].统计与决策,2017,(04):95-98.

[142]徐丽,方亚.空间流行病学中的疾病制图常用方法[J].中国卫生统计,2015,(2):338-341.

[143]许碧云,陈炳为,李德云. Bayesian空间泊松模型对小区域非传染病患病率的估计[J].中华疾病控制杂志,2010,14(2):166-168.

[144]严加永,吕庆田,葛晓立.基于空间分析技术的城市土壤污染评价[J].地球科学与环境学报,2007,(3):321-325.

[145]杨利娟.数字城市地理空间框架中市县一体化公共服务云平台的设计与实现[J].测绘通报,2018,(5):147-151.

[146]叶海波.城市地址编码的技术及应用[D].中国石油大学,2009:74.

[147]尹锋.基于神经网络的汉语自动分词系统的设计与分析[J].情报学报,1998,(1):41-50.

[148]余卓群.建筑地理环境与健康[A].亚洲民族建筑保护与发展学术研讨会[C].四川成都,2004:6.

[149]张冰冰.小空间尺度上手足口病时空流行病学研究[D].山东大学,2013:101.

[150]张鹤,孔令彦,陈倬.城市地址编码发展历史及现状分析[J].测绘通报,2008,(7):58-60.

[151]张晶晶,顾国强.基于地址编码的空间数据ETL研究与应用[J].微计算机信息,2010,(27):88-90.

[152]张启宇,朱玲,张雅萍.中文分词算法研究综述[J].情报探索,2008,(11):53-56.

[153]张人杰,葛尔佳,张双凤,等.高致病性H5N1禽流感全球分布地理信息系统时空分析[J].中国公共卫生,2014,30(1):26-29.

[154]张铁燕,翁敬农,黄坚.城市地理编码方法的探索与实践[A].中国地理信息系统协会第九届年会[C].中国浙江杭州,2005:6.

[155]张文增,李长青,冀国强,等.空间扫描统计量在手足口病空间聚集性研究中的应用[J].中国卫生统计,2012,29(4):507-509.

[156]张学良.探索性空间数据分析模型研究[J].当代经济管理,2007,(2):26-29.

[157]章志凌,虞立群,陈奕秋,等.基于Corpus库的词语相似度计算

方法[J].计算机应用,2006,3(26):638-644.

[158]赵洪英,蔡乐才,李先杰.关联规则挖掘的 Apriori 算法综述[J].四川理工学院学报(自然科学版),2011,(1):66-70.

[159]赵伟,邹峥嵘,余加勇.GIS 的空间分析技术在惠州市大气污染扩散模拟中的应用[J].测绘科学,2008,33(5):103-105.

[160]钟少波.GIS 和遥感应用于传染病流行病学研究[J].中国科学院研究生院(遥感应用研究所),2006:144.

[161]周晓农.空间流行病学[M].北京:科学出版社,2009.

[162]周晓农,杨国静,等.空间流行病学应用于中国血吸虫病控制的新进展[A].第二届媒介生物可持续控制国际论坛[C].中国北京,2008:2.

[163]朱建伟,王泽民.地理编码原理及其本地化解决方案[J].北京测绘,2004,(2):24-27.

[164]朱长青,史文中.空间分析建模与原理[M].北京:科学出版社,2006.

[165]邹逸麟.我国水资源变迁的历史回顾——以黄河流域为例[J].复旦学报(社会科学版),2005,(3):47-56.

[166]吴海涛,俞立,张贵军.基于模糊匹配策略的城市中文地址编码系统[J].计算机工程,2011,37(2).

[167]柳贺.省级地理信息公共服务平台框架建设与应用研究——以江西省为例[D].江西理工大学,2012.

[168]李雅慧,郭婷,孙丽颖.一种基于高频词和段落匹配的论文抄袭检测系统设计[J].现代经济信息,2009,(22):324-324.

[169]李晓林,张懿,周华兵,等.基于 C-F 模型的中文地址行政区划辨识方法[J].计算机工程与设计,2018,39(07):256-261.

[170]亢孟军,杜清运,王明军.地址树模型的中文地址提取方法[J].测绘学报,2015,(1):99-107.

[171]田沁,巩玥,亢孟军,等.国内主流在线地理编码服务质量评价[J].武汉大学学报(信息科学版),2016,41(10):1351-1358.

[172]张志军,邱俊武,亢孟军,等.城市地址模型概念框架的关键问题[J].测绘通报,2018,498(9):104-110.

[173]张素智,刘放美.基于矩阵约束法的中文分词研究[J].计算机工程,2007,33(15):98-100.

[174]张春霞,郝天永.汉语自动分词的研究现状与困难[J].系统仿真学报,2005,17(1):138-143.